告别
抑郁症

饮食+理疗+中医调养

赵春杰　主编

U0343298

责任编辑：郑建军

责任印制：李未圻

图书在版编目（CIP）数据

告别抑郁症 / 赵春杰主编 . -- 北京 : 华龄出版社，

2020.12

ISBN 978-7-5169-1798-5

Ⅰ.①告… Ⅱ.①赵… Ⅲ.①抑郁症 - 防治 Ⅳ.

① R749.4

中国版本图书馆 CIP 数据核字 (2020) 第 256378 号

书　　名：告别抑郁症

主　　编：赵春杰

出版发行：华龄出版社

地　　址：北京市东城区安定门外大街甲 57 号　　邮　　编：100011

电　　话：010-58122246　　　　　　　　　　传　　真：010-84049572

网　　址：http://www.hualingpress.com

印　　刷：河北松源印刷有限公司

版　　次：2021 年 5 月第 1 版　　　2021 年 5 月第 1 次印刷

开　　本：710mm×1000mm　　1/16　　　　印　　张：14

字　　数：200 千字

定　　价：68.00 元

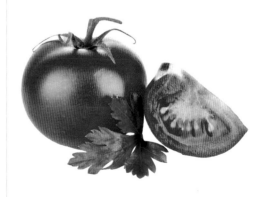

目录

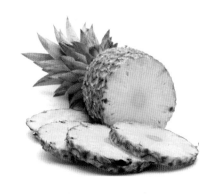

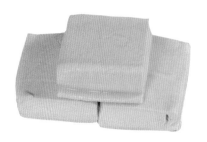

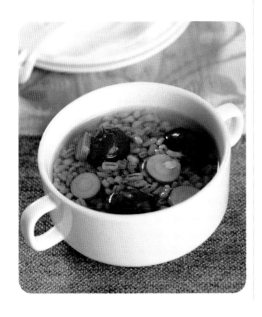

第三章　寓药于食——让你远离抑郁

第一节　抑郁症常用中药材

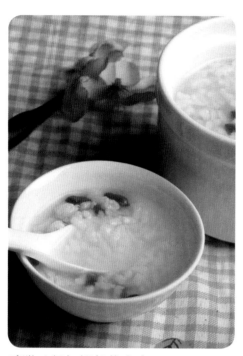

第二节　常用中药单方验方

第四章　手到病除——穴位理疗抗抑郁

第一节　找准穴位的方法技巧

第二节　抗抑郁的穴位

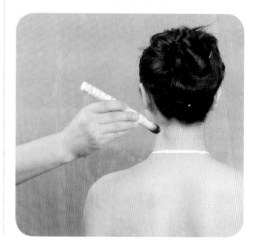

第五章 中医辨证治疗——远离抑郁，走出消沉

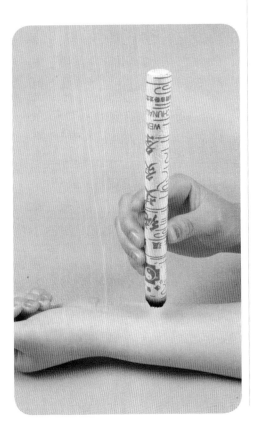

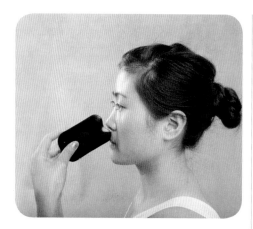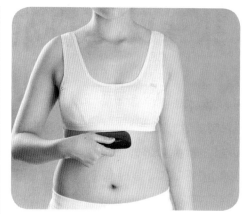

第一章

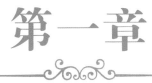

揭开抑郁症的面纱

第一节　认识抑郁症

抑郁症是影响人类身心健康的常见病、多发病。调查显示，抑郁症的现患病率已超过心脑血管病和肿瘤，跃居发达国家的第一位，且其发病率正呈现逐年上升趋势。抑郁症又是严重危及生命安全的疾病，严重的患者中有15%因自杀而结束宝贵的生命，超过60%的患者有自杀念头。因脑病、躯体病、酒精中毒、某些药物引发的继发性抑郁障碍同样严重危害人的身心健康。据统计，有22%~33%的住院患者有抑郁障碍。抑郁症造成的经济损失也是巨大的，患者因劳动生产能力下降、休病假等因素造成的直接或间接经济损失，以美国为例2000年因抑郁障碍所致的平均费用为831美元，其中1/3为直接医疗费用；欧洲25个国家2010年平均费用为1134亿欧元。抑郁障碍对家庭造成的损失也是巨大的，不仅造成患者家属因照料患者误工、耗费精力财力的损失，也给患者和家属带来严重的精神痛苦。研究预测1990~2020年，中国的精神疾病负担将从14.2%增至15.5%，加上自杀与自伤，将从18.1%升至20.2%，占全球疾病负担的1/5。2019年最新数据显示，我国抑郁障碍终身患病率达6.8%，约有9500万患者，抑郁障碍及

焦虑障碍居各类精神障碍疾病的前两位。但更加严重的是，我国目前抑郁症患者治疗率非常低，不足10%。抑郁症的诊断和治疗对于专业医生来说并不困难，困难的是受抑郁症煎熬的人却不知道自己得了什么病，不少患者长期顽固地失眠，或陷入原因不明的突发性睡眠障碍，被误判为"神经衰弱"而久治不愈。患者存在各种躯体症状，服用多种药物无效。抑郁症常侵袭优秀人才，美国著名抑郁症问题专家史培勃说："这种病往往袭击那些最有抱负、最有创意、工作最认真的人。"历史名人如牛顿、达尔文、林肯、丘吉尔等都患过抑郁症。自杀是人类精神崩溃、自我心理防卫功能降至最低的表现。抑郁症患者常有痛苦的内心体验，是"世界上最消极悲伤的人"，自杀率高达12%~14%，所以抑郁症称为"第一号心理杀手"。

一、什么是抑郁症

抑郁症又称抑郁障碍，以显著而持久的心境低落为主要临床特征，是心境障碍的主要类型。本病表现为明显心情低落、时间超过2周，伴有相应的思维和行为改变，且反复发作，间歇期举止正常，不残留人格缺陷，

虽多次发作，但不会导致精神衰退。

抑郁症包括原发性抑郁症和继发性抑郁症。原发性抑郁症是指以往无其他精神疾病或躯体疾病，其中每次发作均为抑郁者，叫作单相抑郁症；如果病史中有过躁狂发作，即情绪高涨、眉飞色舞、谈笑风生、思维加速、动作增多、睡眠减少，这种抑郁症称为双相抑郁症（躁狂抑郁症）。继发性抑郁症则是因脑和躯体疾病、药物因素、酒精滥用、其他心理疾病如精神分裂等所引发的抑郁综合征。

二、抑郁症的主要表现

情感症状

情感症状是抑郁障碍的主要表现，包括自我感受，或他人可见的情绪表现：心境低落、高兴不起来，兴趣减退甚至丧失，无法体会到幸福感，甚至会莫名其妙出现悲伤。低落的心境几乎每天都在，愁眉苦脸，郁郁寡欢，生活的空间是灰暗的、低沉的。患者的这种情绪一般不随环境变化而好转（看到喜欢吃的东西，或喜欢做的事，却无动于衷；甚至金钱地位也唤醒不了任何明显的积极动机），但是一天内可能会出现一些特征性的昼夜差异，比方说有些患者晨起心境低落最为严重，傍晚开始好转。体验不出快乐，包括性。

躯体症状

躯体症状在许多抑郁障碍患者中并不少见，包括体重、食欲、睡眠和行为活动等方面的异常，亦称作生物学症状，典型表现包括：对通常能享受乐趣的活动丧失兴趣和愉快感；对通常令人愉快的环境缺乏情感反应；晨起抑郁加重；存在精神运动性迟滞或激越；早上较平时早醒 2 小时或更多；食欲明显下降；1 个月中体重至少降低 5%；性欲明显减退。通常，中重度或严重抑郁发作的患者都存在上述 4 条或以上的躯体症状。部分患者还有疼痛、心动过速、便秘等症状。

认知症状

严重抑郁状态时，常存在一定程度的认知功能减退或损害。许多抑郁患者会存在思维迟缓、注意力不集中、分心、信息加工能力减退、对自我和周围环境漠不关心。一般而言，这种抑郁性认知损害，尤其表现在注意范围、集中注意力、记忆储存和再现等方面，可以通过神经心理测验或全面的精神检查发现。当抑郁症状缓解后，这些认知功能可恢复到病前正常水平，但也有些认知功能损害症状不随抑郁症状的缓解而缓解。抑郁障碍患者往往还存在消极厌世、自杀的风险，需要认真评估和预防。

三、抑郁症的临床类型

根据美国《精神障碍诊断与统计手册》第5版（DSM-5）中的描述，抑郁障碍的临床特征可分为下述几个类型。要注意有些患者可能同时存在若干种临床类型，如内源性抑郁障碍患者同时存在精神病性症状。

焦虑性抑郁

抑郁发作的同时还存在显著的紧张、忐忑不安，担心失控或发生意外等心理状态。常常因过度担忧而使注意力不集中加重。这一亚型的比例约占总抑郁障碍的半数。严重焦虑往往会增加自杀的危险性。焦虑性抑郁患者与非焦虑症状的患者相比治疗起效所需要的时间更长，治疗期间的不良反应出现频率更高。年龄大、失业、受教育程度低等都是出现焦虑特征的因素。

混合性抑郁

抑郁心境状态下患者会出现短暂的轻躁狂或躁狂症状，如心境高涨、亢奋、自满、联想迅速、精力充沛、参加高风险的活动（如无节制的购物或盲目投资等）、睡眠需要减少且不觉得疲倦等。混合性抑郁特征是造成双相抑郁障碍的危险因素。

内源性抑郁

内源性抑郁在发作的最严重阶段愉快感会完全丧失，即便有愉快感也至多是数分钟，对日常愉快事件刺激缺乏反应，症状晨重夜轻。同时伴有显著的精神运动性激越或迟滞、早醒、明显的厌食或体重减轻。在针对亚洲人群的研究中，内源性抑郁可能增加敌意症状不突出的患者的自杀风险。

非典型抑郁

临床上部分抑郁患者没有典型抑郁症的入睡困难，而是睡眠增加或过度睡眠；没有食欲下降，而是食欲大增，甚至体重也增加；没有情绪明显低落或自觉精力不济，而有全身沉重，肢体如灌铅样感觉；对外界评价比较敏感，表现人际关系紧张。这种抑郁即为非典型抑郁，非典型抑郁障碍存在至少2种症状：极度疲劳和肢体沉重感（即铅样麻痹）、长期存在人际关系拒绝的敏感性、明显的焦虑、显著的体重增加或食欲增多，以及贪睡（后2项症状也称"反向自主神经症状"）。重要的是非典型抑郁与双相抑郁障碍之间可能存在同源的精神病理学。临床医生对于非典型抑郁特征的抑郁发作患者还需要鉴别双相抑郁障碍。

精神病性抑郁

抑郁障碍有时会伴有幻觉或妄想等精神病性症状，可以与抑郁心境协调或不协调，与心境协调的症状内容多涉及无能力、患病、死亡、一无所有或应受到惩罚等，与心境不协调精神病性症状则与上述主题无关。有时患者会同时存在协调和不协调性的精神病性症状。如果不能及时识别出抑郁障碍的精神病性症状，则治疗难以有效。精神病性症状的存在往往是抑郁复发和精神症状反复的危险因素，因此对于这类患者需要合用抗精神病药和维持治疗。有研究发现协调性精神病性抑郁障碍患者长期预后比不协调性的好，与无精神病性抑郁障碍患者的预后相似。

紧张症性抑郁

紧张综合征在抑郁障碍患者中有时会出现，至少需符合2种下述表现：不动（有亚木僵或木僵证据）、极度激惹、极度抗拒、怪异的自主运动（有特殊姿势、刻板运动、做作或怪相证据），以及模仿言语、模仿动作等。

孕产期抑郁

孕产期抑郁是指抑郁情绪出现在孕期或在产后4周，可伴有或不伴有精神病性症状。女性在妊娠期或分娩后数周或数月里的抑郁发作患病率为3%~6%。有患者存在命令性幻听，或存在婴儿被迫害的妄想导致杀死婴儿，严重孕产期抑郁障碍患者也可出现其他一些精神病性症状。孕产期妇女存在明显的神经内分泌变化，以及心理、社会等因素的变化。在对孕产期抑郁障碍患者制订治疗计划时，要考虑对母乳喂养的潜在影响，抑郁障碍病史，以及今后家庭关系发展的长期影响。

季节性抑郁

季节性抑郁以季节性、反复发作的重性抑郁障碍为特征。季节性抑郁患者比正常人对环境的季节性变化更加敏感，常常在秋季和冬季（10月初至11月底）出现抑郁发作，而在次年春季和夏季（2月中旬至4月中旬）缓解。冬季型较夏季型多见，其发生常与光照的季节性减少有关，然后随着光照时间的季节性增加而缓解。与非季节性抑郁比较，季节性抑郁患者的职业和认知功能损害较少，因而较少接受心理和药物治疗干预。大量临床研究提示，季节性抑郁患者多数具有非典型特征，如食欲、体重增加和睡眠增多。

四、抑郁症病因

抑郁症病因复杂，其发病与心理社会因素、遗传因素、神经内分泌和中枢神经递质功能异常等多因素有关，总体来说主要有以下几个方面：

第一章　揭开抑郁症的面纱

遗传基因

与许多其他疾病一样，抑郁症往往在家族中集中出现。若父母中有一人患抑郁症，则孩子患该病的概率会增加10%~13%，在孪生子中，这个数值还要大。如果孪生子中有一人患抑郁症，那么另一个人在一生中患抑郁症的可能性是70%。但也有例外，比如在有明显抑郁症家族史的人中，许多人甚至在持续紧张的情况下也从来不得这种病。反过来，有些患抑郁症的人根本没有抑郁症的家族病史。

社会与环境

一些研究表明，不良生活事件如离婚、重病或屡遭不幸可导致抑郁症。

日常压力对我们的身体有看不见的不良影响，可以促成更大范围的疾病，包括心脏病、感冒和抑郁症。对于已经容易患抑郁症的人，如果持续处于暴力、忽视、虐待或贫穷之中，那么更可能会患上这种病。

疾病

抑郁症的发生还与躯体疾病有关，一些严重的躯体疾病，如脑卒中、心脏病发作、恶性肿瘤等常常并发抑郁，并可使原来的疾病进一步加重。罹患慢性疾病如中风、心脏病、癌症、慢性疼痛、糖尿病、激素紊乱和晚期疾病，得抑郁症的概率较高。如果患有躯体疾病，而且有淡漠症状或者无法解决自己的基本生理需要，则应该与医生联系。这些症状可能是对躯体疾病的情绪反应或主观反应，也可能是这个人有需要治疗的抑郁症。

性格

有下列性格特征的人很容易患上抑郁症：遇事悲观、自信心差、对生活事件把握性差、过分担心。这些性格特点会使心理应激事件的刺激加重，并干扰个人对事件的处理。这些性格特征多是在儿童或少年时期养成的，这个时期的精神创伤对人的影响很大。

生物化学因素

一个人患有抑郁症时，大脑中往往有某些被称为神经递质的化学物质出现减少的情况。人们认为，如果5-羟色胺和去甲肾上腺素这两种神经递质之间不平衡，就可能导致抑郁症或焦虑症。5-羟色胺和去甲肾上腺素减少常常导致情绪低落、动力下降以及食欲和性欲改变。

精神活性物质的滥用和依赖

精神活性物质的使用和戒断都可成为抑郁症的危险因素，这些物质包括鸦片类物质、中枢兴奋剂、致幻剂、酒精、镇静催眠药物等。

药物因素

某些药物在治疗过程中可引起抑郁。如：某些抗精神病药物（如氯丙嗪）、抗癫痫药物（如丙戊酸钠、苯妥英钠）、抗结核药物（如异烟肼）、某些降压药物（如可乐定）、抗帕金森药物（如左旋多巴）、糖皮质激素（如泼尼松）等。

总之，抑郁症是遗传、心理和社会环境这些因素综合作用导致的，应结合患者的情况具体分析。

五、抑郁症的易患人群

虽然人人都有可能患上抑郁症，但是有些人患该病的可能性较大。

患者亲属

那些现患或曾患抑郁症者的亲属，由于遗传或家庭成长环境的影响，患严重抑郁症的可能性是一般人群的两倍。

女性

女性患抑郁症的概率是男性的两倍。流产、产后、工作和家庭的双重责任、照顾年迈的父母和独自抚养孩子等压力也可以在其中起作用。心理专家认为：与男性相比，女性和别人的关系限定得更明确，因此，挫折对她们的影响更深，更易使她们患抑郁症。另外，与单身妇女相比，母亲较少患严重的抑郁症或产生自杀念头，因为母子间的密切关系能保护她们免受其他挫折对情感的沉重打击。

近年来的研究表明：儿童期严重的情感打击在许多妇女患抑郁症中起着重要的作用。美国心理协会的权威人士认为：37％的女性抑郁症患者，在21岁前受到过躯体或性方面的虐待。

老年人

在老年时出现的抑郁常常是对身体衰弱、亲人丧失等的反应。身处在孤独、寂寞和衰弱之中，是非常令人沮丧的。在老年人中，抑郁症的症状往往被误认为其他疾病（如老年性痴呆）的症状。当一个老年人看起来分不清方向、颠三倒四或丧失记忆（这些均为痴呆的症状）时，他们实际可能已经患上了抑郁症。

儿童

抑郁症在儿童期极少出现，但虐待、挫折、患有严重抑郁症的父母增加了它的产生概率。儿童可能不会表现出明显的悲伤，而常出现异常的不安、好攻击或有学习问题等行为障碍。

青少年

自杀是15~19岁青少年中排在意外之后的第二大死亡原因。专家认为：青春期是艰难的时期，此时的青少年体内激素剧烈变化，在高傲和自卑间徘徊，既要摆脱家庭的束缚又未完全独立，这使他们对重大的挫折易产生严重的情绪反应。家长和老师可以通过辨认学习出现问题、失败后难以恢复信心或出现突然的难以理解的情绪、行为的变化，来发现青春期抑郁症。

慢性病患者

有些慢性病患者往往感到前途黯淡，特别是当慢性病导致疼痛、限制了活动的时候。感到抑郁并不一定是抑郁症，但觉得不正常时，应寻求医生的帮助。对抑郁的治疗常能改善慢性病。

酒精和药物滥用者

很多抑郁症患者，尤其是男性患者，常常与使用酒精、麻醉品和安眠药密切相关。

其他

经历如丧偶等重大生活事件，缺乏社会支持者，曾有过抑郁发作者等。

六、不同年龄时期的抑郁症

儿童抑郁症

儿童抑郁症是儿童的一种情感性精神障碍。其病症并不符合传统上对抑郁症的定义。研究发现3~5岁学龄前儿童主要表现特点为明显对游戏失去兴趣，在游戏中不断有自卑自责、自残和自杀表现；6~8岁的儿童主要有躯体化症状如腹部疼痛、头痛、不舒服等；其他有痛哭流涕、大声喊叫、无法解释的激惹和冲动，9~12岁儿童更多出现空虚无聊、自信心低下、自责自罪、无助无望、离家出走、恐惧死亡等。儿童抑郁症发作的平均病程约9个月，大多数在15~18个月后抑郁症状基本缓解，少数在3个月内缓解。

青少年抑郁症

青少年抑郁症发病率近年趋升，但人们对此病仍是"不识庐山真面目"。青少年抑郁症的种种表现，在非专业人士的眼里，经常与思想品德、个性问题相混淆，或误诊为脑供血不足、神经性头痛、神经衰弱、精神分裂症、心血管系统及消化系统等疾病。但对专科医生来说，这些症状恰恰是青少年抑郁症的特异性表现。归纳起来主要有六种表现：

1. 坦途无悦

面对达到的目标、实现的理想、一帆风顺的坦途，患者并无喜悦之情，反而感到忧伤和痛苦。如考上名牌大学却愁眉苦脸、心事重重，想打退堂鼓。有的在大学学习期间，经常无故往家跑，想休学退学。

2. 似病非病

患者一般年龄较小，不会表述情感问题，只说身体上的某些不适。如有的孩子经常用手支着头，说头痛头昏；有的用手捂着胸，说呼吸困难；有的说嗓子里好像有东西，影响吞咽。

他们的"病"似乎很重，呈慢性化，或反复发作，但做了诸多医学检查，又没发现什么问题，吃了许多药，"病"仍无好转迹象。

3. 不良暗示

主要表现在两个方面：一是潜意识层面的，会导致生理障碍。如患者一到学校门口、教室里或工作单位，就感觉头晕、恶心、腹痛、肢体无力等，当离开这个特定环境，回到家中，一切又都正常。另一种是意识层面的，往往着力关注负面因素，如患者自认为考试成绩不理想；自己不会与人交往；自认为某些做法是一种错误，甚至是罪过，给别人造成了麻烦；自己的病可能是"精神病"，真的是"精神病"怎么办等。

4. 要换环境

可能在学校或单位发生过一些矛盾，或者根本就没什么原因，患者便深感所处环境的重重压力，经常心烦意乱，郁郁寡欢，不能安心学习或工作，迫切要求父母或单位为其想办法，调换班级、学校或工作单位。当真的到了一个新的地方，患者的状态并没有随之好转，还是认为环境不尽如人意，反而会另有理由和借口，反复要求改变。

5. 反抗父母

患者在童年时对父母的管教言听计从，到了青春期或走上社会后，不但不跟父母沟通交流，反而处处与父母闹对立。一般表现为不整理自己的房间，乱扔衣物，洗脸慢，梳头慢，吃饭慢，不完成作业等。较严重的表现为逃学，夜不归宿，离家出走，跟父母翻过去的旧账（童年所受的粗暴教育，父母离异或再婚对自己的影响等），要与父母一刀两断等。

6. 自杀行为

重症患者会利用各种方式自杀。对自杀未果者，如果只抢救了生命，未对其进行抗抑郁治疗（包括心理治疗），患者仍会重复自杀。因为这类自杀是有心理病理因素和生物化学因素的，患者并非心甘情愿地想去死，而是被疾病因素所左右，身不由己。

老年抑郁症

老年抑郁症是指年龄在 55 或 60 岁以上的抑郁症患者，狭义的也可以是指首次发病年龄在 55 或 60 岁以上的抑郁症患者，无论是哪一种，都有着诸多老年期的特点。在临床上常见为轻度抑郁，但危害性不容忽视，如不及时诊治，会造成生活质量下降、增加罹患心身疾病（如心脑血管病）的风险和死亡风险等严重后果。老年抑郁症患者与青壮年抑郁症患者的临床表现有所不同，老年期抑郁症患者较突出的表现是焦虑和过分担心，往往把问题看得复杂化。行为方面表现为坐卧不安、搓手顿足、反复以躯体不适纠缠家人或医生等。由于治疗效果不佳，检查又没有严重的躯体疾病，长此以往家人对患者产生厌烦情绪。

因此，患者觉得患了不治之症，感到家人讨厌自己。在此基础上怀疑家人为摆脱包袱而伤害自己，患者感到周围的人也都议论自己，别人的一举一动都是暗示自己去死等精神病症状，如被害妄想、关系妄想、疑病妄想。患者自认为患有严重疾病，受疾病痛苦的折磨，而家庭成员又不理解，这样在抑郁情绪和病理性恶劣心境的基础上，以及妄想体验的影响下产生悲观厌世情绪、无助感、无望感，而发生自杀企图和自杀行为。老年抑郁症自杀行为与青壮年患者有所不同，老年抑郁症患者在自杀前却顾虑重重，把自己死后的各种可能结果都面面俱到地考虑好，一旦采取自杀，多态度坚决，自杀的成功率一般比青壮年的抑郁症患者要高。

女性抑郁症

女性抑郁障碍的发生率约为男性的 2 倍。由于内分泌以及其他因素的影响，其发病较多开始于青春期，持续到生育期，之后缓慢下降，到围绝经期再次呈上升趋势。

1. 经前心境不良障碍

经前心境不良障碍是指女性在月经来潮前 1 周及月经期间，存在较为明显的烦躁、易激惹等症状，这些症状在月经来潮后几天逐渐减轻，在月经结束后 1 周内几乎消失。50%~80% 的行经女性存在轻度的经前期情绪不佳，20% 报告有严重的经前期情绪问题需要治疗，其中 3%~8% 符合经前期烦躁障碍的诊断标准。

2. 产后抑郁障碍

产后抑郁障碍通常在产后 4 周内抑郁发作。产后抑郁障碍的母亲往往不能有效地照顾婴儿，患者会由此感到自责、自罪，严重患者可能有伤害自己或婴儿的危险。

3. 围绝经期抑郁障碍

围绝经期抑郁障碍是指女性在围绝经期（通常指 50 岁左右）出现的抑郁障碍，曾有抑郁病史或有严重经前期烦躁障碍病史，发病率明显增高。围绝经期抑郁症多以情绪抑郁、焦虑、紧张、猜疑、内心不安、记忆力减退、行动迟缓，严重者对外界冷淡，丧失积极情绪为主要临床症状。

七、抑郁症临床程度分型

临床上还常根据症状轻重、发病急缓分为以下几种类型：

轻性抑郁

患者抑郁症状的严重程度相对较轻，门诊这种患者较多见。

重症抑郁

具有抑郁症的全部症状，且程度较重，可出现幻觉和妄想，往往以妄想多见，故又称妄想性抑郁症，或精神病抑郁；患者如果表现为精神运动性抑制，达到缄默不语、不食不动者称为木僵性抑郁。这两种抑郁均需要住院治疗和护理。

急性抑郁

发病较急，症状往往也较重，应及时做出诊断并积极进行治疗。

慢性抑郁

症状持续存在，无明显间歇期，病程长达两年以上者，多见于反复发病和年龄较大的患者。

八、抑郁症的危害

抑郁症是神经官能症的一种，是由于用脑过度、精神紧张、身体劳累引起人体机能失调从而诱发的疾病，抑郁主要的危害有以下几种：

睡眠障碍

大部分抑郁症患者都会有顽固性睡眠障碍，表现为失眠、入睡困难、早醒、睡眠质量差和睡眠节律紊乱等，这种睡眠障碍往往会使患者的情绪受到影响。

消极怠慢

抑郁症患者的思维会呈现消极怠慢的状态，做什么事都会觉得难以完成，对未来缺乏希望，不知道自己应该何去何从。患者还会把自己看得一无是处，放大自己的缺点，认为自己罪孽深重，不应该拖累别人甚至不应该活着。

社会功能下降

大部分抑郁症患者难以集中精神，脑力活动下降，工作效率大大降低，记忆力也大不如前，严重的往往会失去正常工作、学习的能力。患者的身体免疫功能也会因此下降，造成生理活动减慢。

诱发身体疾病

一部分抑郁症患者会诱发部分身体疾病，主要是自主神经系统发生变化，其表现有食欲减退、体重下降、便秘、阳痿、闭经等，这类躯体的不适感往往会干扰到内脏器官。抑郁症患者患上心脏病、中风的概率也明显高于普通人群。

有自杀倾向

抑郁症患者自杀率高，除此以外没有任何一种心理疾病和精神病会产生如此高的自杀率，很多抑郁症患者都是以自杀结束生命的。

抑郁症是一种常见的情绪障碍性疾病，发现病情并不难，只要对抑郁症的病征有一定的了解就能及时地发现。只有及时地发现病征，及时地接受治疗，才能避免抑郁带来的各种伤害，也能避免因抑郁出现的自杀行为。

第二节 测一测自己的抑郁程度

一、抑郁自评量表（SDS）

抑郁自评量表（Self-Rating Depression Scale，SDS）由美国杜克大学教授庄（William W.K.Zung）编制于 1965 年，为美国教育卫生福利部推荐的用于精神药理学研究的量表之一。因使用简便，能相当直观地反映患者抑郁的主观感受及其在治疗中的变化，当前已广泛应用于门诊患者的粗筛、情绪状态评定以及调查、科研等。

问题	偶尔	有时	经常	持续
1. 我觉得闷闷不乐，情绪低沉	1	2	3	4
2. 我觉得一天中早晨最好	4	3	2	1
3. 一阵阵哭出来或觉得想哭	1	2	3	4
4. 我晚上睡眠不好	1	2	3	4
5. 我吃得跟平常一样多	4	3	2	1
6. 我与异性密切接触时和以往一样感到愉快	4	3	2	1
7. 我发觉我的体重在下降	1	2	3	4
8. 我有便秘的苦恼	1	2	3	4

续表

问题	偶尔	有时	经常	持续
9. 心跳比平常快	1	2	3	4
10. 我无缘无故地感到疲乏	1	2	3	4
11. 我的头脑和平常一样清楚	4	3	2	1
12. 我觉得经常做的事情并没有困难	4	3	2	1
13. 我觉得不安而平静不下来	1	2	3	4
14. 我对未来抱有希望	4	3	2	1
15. 我比平常容易生气激动	1	2	3	4
16. 我觉得做出决定是容易的	4	3	2	1
17. 我觉得自己是个有用的人，有人需要我	4	3	2	1
18. 我的生活过得很有意思	4	3	2	1
19. 我认为如果我死了，别人会生活得更好	1	2	3	4
20. 平常感兴趣的事我仍然感兴趣	4	3	2	1

待评定结束后，把20个项目中的各项分数相加，即得总粗分（X），然后将粗分乘以1.25以后取整数部分，就得标准分（Y）

按照中国常模结果，SDS标准分 ≥ 50为有抑郁症状，其中53~62分为轻度抑郁，63~72分为中度抑郁，73分以上为重度抑郁

二、9条目简易患者
健康问卷（PHQ-9)

9条目简易患者健康问卷是由Kroenke等于2001年编制的筛查用自评问卷，有9项条目，简单易操作。每项为0~3分的4级评分。

问题	选项			
1. 做事时提不起劲或没有兴趣	①完全不会	②好几天	③一半以上的天数	④几乎每天
2. 感到心情低落、沮丧或绝望	①完全不会	②好几天	③一半以上的天数	④几乎每天
3. 入睡困难、睡不安或睡眠不多	①完全不会	②好几天	③一半以上的天数	④几乎每天
4. 感觉疲倦或没有活力	①完全不会	②好几天	③一半以上的天数	④几乎每天
5. 食欲不振或吃太多	①完全不会	②好几天	③一半以上的天数	④几乎每天
6. 觉得自己很糟或觉得自己很失败，或让自己或家人失望	①完全不会	②好几天	③一半以上的天数	④几乎每天
7. 对事物专注有困难，例如阅读报纸或看电视时	①完全不会	②好几天	③一半以上的天数	④几乎每天

问题	选项			
8.动作或说话速度缓慢到别人已经觉察,或正好相反——烦躁,或坐立不安、动来动去的情况,更胜于平常	①完全不会	②好几天	③一半以上的天数	④几乎每天
9.有不如死掉或用某种方式伤害自己的念头	①完全不会	②好几天	③一半以上的天数	④几乎每天

评分规则:①完全不会=0分;②好几天=1分;③一半以上的天数=2分;④几乎每天=3分。总分0~27分

PHQ-9量表的评分规则及治疗建议

分值	结果分析	治疗建议
0~4 分	没有抑郁	无
5~9 分	轻度抑郁	观察等待:随访时复查PHQ-9
10~14 分	中度抑郁	制订治疗计划,考虑咨询,随访和(或)药物治疗
15~19 分	中重度抑郁	积极药物治疗和(或)心理治疗
20~27 分	重度抑郁	立即首先选择药物治疗,若严重损伤或对治疗无效,建议转移至精神疾病专家,进行心理治疗和(或)综合治疗

第一章 揭开抑郁症的面纱

三、轻躁狂症状自评量表（HCL-32）

个人在一生中的不同时期都会体验到精力、活力及情绪上的变化或波动（"高涨"与"低落"），此问卷的目的旨在评估您在"高涨"时期的特点，请您根据自己的情况选择。

自我心境状态评估

首先，跟平常的状态比起来，您今天的感觉如何？

1）比平常差多了；2）比平常差；3）比平常差一点；4）跟平常差不多好；5）比平常好；6）比平常好一点；7）比平常好很多。

请试着回忆当初您处于"高涨"状态时，您那时的感觉如何？（不管您现在的状态如何，请您对下列所有的描述进行回答）在"高涨"状态下：回答"是"或"否"。

"高涨"状态时	是	否
1. 您需要的睡眠比平时少		
2. 您感觉比平时更有精力及活动增多		
3. 您比平时更自信		
4. 您更加喜欢工作		
5. 您社交活动增多（打电话比平时多、外出比平时多）		
6. 您想去旅行，而且旅行的确比平时多		
7. 您开车比平时快或开车不顾危险		
8. 您花钱比平时快或花了太多钱		
9. 您在日常生活中，比平时更冒险（在工作或在其他活动上）		
10. 您活动量增多（如体育活动等）		
11. 您有更多的打算或计划更多的活		
12. 您有更多的点子或更具有创造力		
13. 您变得不害羞、不胆怯		

续表

"高涨"状态时	是	否
14. 您会穿颜色更加鲜艳的衣服，或打扮更时髦		
15. 您想和更多的人接触或者的确接触了更多的人		
16. 您对"性"更感兴趣或性欲增强		
17. 您更喜欢找异性聊天或性活动比平时多		
18. 您比平时健谈		
19. 您思维更加敏捷		
20. 您讲话时会开更多的玩笑或说更多双关语		
21. 您比平时容易分心		
22. 您会更多地尝试各种新事物		
23. 您的思绪经常从一个话题跳到另一个话题		
24. 您做事比平时快或觉得更顺手		
25. 您更加没有耐心或更容易生气		
26. 您令别人疲惫不堪或更容易对别人发怒		
27. 您与他人争吵增多		
28. 您的情绪变得高涨、更乐观		
29. 您喝咖啡比平时多		
30. 您抽烟比平时多		
31. 您喝酒比平时多		
32. 您平时服用更多的药物 (镇静剂、抗焦虑剂、兴奋剂等)		
HCL-32 由 32 项轻躁狂症状组成，用于门诊患者筛查轻躁狂（≥ 14 项为筛查阳性）		

第三节 抑郁症的诊断和治疗

一、抑郁症的诊断

诊断抑郁症与诊断其他病一样，要详细了解病史、进行系统的体格检查及询问病情。

病史

详细询问患者有无既往病史、家族病史、遗传病史等，并探求病因，以利于疾病的诊断。

体格检查

为确诊抑郁障碍，与其他疾病的鉴别诊断很重要。对怀疑为抑郁障碍的患者均应做全面的体格检查（包括神经系统检查），以排除躯体疾病的可能，同时也有助于发现一些作为抑郁发作危险因素的躯体疾病。在许多患躯体疾病的人群中患抑郁障碍的比例明显增加，需要考虑可能导致抑郁的躯体疾病包括神经系统疾病如脑卒中、帕金森病、痴呆、多发性硬化等，内分泌与代谢性疾病如甲状腺功能障碍、糖尿病等，心血管疾病如动脉硬化、高血压等，风湿免疫疾病如系统性红斑狼疮，此外慢性疼痛、电解质紊乱（如高钙血症）、恶性肿瘤及感染性疾病也可能导致抑郁，此时，要甄别患者的抑郁是躯体疾病所致的抑郁症状，还是既往存在的抑郁障碍，即情感症状独立于躯体疾病。此外，一些治疗药物也可能诱发抑郁症状，这些药物包括抗精神病药、抑制器官移植排异反应的药物、化疗药、干扰素、类固醇类药物和某些抗生素等。

临床表现

抑郁症主要表现为情绪低落、思维迟缓、兴趣索然、精力丧失、自我评价过低，因而导致生活能力下降，工作效率下降。

1. 仪表

抑郁症患者的仪表颇具特色，他们往往衣着随便，不知梳洗，给人一派颓废潦倒的印象。面容愁苦，甚至两眸凝含泪珠，如若稍启发诱导，便泪如雨下。有的人从外表上看不出明显的悲哀抑郁，有的甚至完全难以觉察，有的强颜欢笑，但从其眉间还会不时流露出一丝愁情哀意，明眼人不难看出患者内心的悲痛。

2. 情绪低落

情绪低落是抑郁障碍的核心症状。患者大多数时候显得情绪低落，患者感觉心情压抑、"提不起精神"，觉得自己简直如同"乌云笼罩",常哭泣，无愉快感。典型的抑郁表情是忧伤，额头紧锁，双眉间呈"川"字形。在情绪低落的背景上，患者的自我评价往往降低，感到自己能力低下，不如别人，什么事也干不好或干不了。与此同时，患者可以产生无用、失望或绝望感，患者感到个人的一切都很糟糕，前途暗淡，毫无希望。

3. 兴趣丧失

绝大多数患者会出现兴趣减退及愉快感缺乏，患者常常无法从日常生活及活动中获得乐趣，即使对以前非常感兴趣的活动也难以提起兴趣。因此，患者常常放弃原来喜欢的一些活动（如体育活动、业余收藏、社会交往等），往往连正常工作、生活享受和天伦之乐等都一概提不起兴趣，体会不到快乐，行为退缩。

4. 疲劳感、活力减退或丧失

患者感到自己整个"人"已经垮了、散了架子。患者做什么（包括自理生活）都需别人催促或推他（她）一把，否则就根本不想动。初期患者常常有"力不从心"的感觉，但到了后来，虽然想挣扎着做些事情，但总是坚持不下去。一位患者形象地说自己简直就是"一摊烂泥，扶不起来"。多数抑郁症患者会有不同程度的疲乏感，且通过休息或睡眠并不能有效地恢复精力。对工作感到困难，常常不能完成任务。有时，疲劳感也可能与睡眠障碍有关。还有一些患者出现无助感，患者感觉很痛苦，很多患者难于表达。不少患者不愿就医，他们确信医师及其他人对他们的病情爱莫能助，如同自己掉进了深山的谷底，一切已无法挽回，谁也救不了自己。一些患者感到度日如年、极度孤独，与周围人（包括家人）有疏远感。

5. 思维及言语

抑郁障碍患者往往思维活动减慢、言语活动减少，说话缓慢。由于思考过程困难，一些简单的问题也需要较长时间才能完成。决断能力明显降低，变得优柔寡断、犹豫不决，甚至对一些日常小事也难以做出决定。

6. 焦虑或激越

很多抑郁症患者有焦虑、紧张等症状。患者忧心忡忡、坐立不安，不断地走动、来回踱步、搓手、反复作无目的的动作等。老年抑郁症患者这类症状往往更为突出。

7. 躯体症状

多数抑郁患者表现为食欲减退，他们进食很少。由于进食量少且消化功能差，患者常常体重减轻。也有少数患者表现为食欲增加。

大多数抑郁症患者有某种形式的睡眠障碍。可以表现为入睡困难、睡眠不深、易醒，典型表现为早醒。入睡困难的患者常常伴有烦躁、焦虑症状。同样，临床上也可见到少数患者出现睡眠过多的现象。

性欲低下在抑郁症患者相当常见，对性生活无要求及快感缺乏。临床上此类症状常被忽视或遗漏，但此类症状的识别不仅有利于诊断，也有利于全面了解患者的病情。

8. 自杀观念、自杀企图与自杀

由于情绪低落，自我评价低，患者很容易产生自卑、自责心理，并感到绝望，因此抑郁症患者很容易产生自杀观念，他们脑子里反复出现与死亡有关的念头，甚至思考自杀的时间、地点、方式等。抑郁症患者的自杀观念常常比较顽固，反复出现。在自杀观念的驱使下，部分患者会产生自杀企图，部分患者可能有自杀行为。因此对于曾经有过自杀观念或有自杀企图的患者应高度警惕，医师应反复提醒家属及其照料者将预防患者自杀作为首要任务。

9. 慢性疼痛

慢性疼痛和抑郁障碍密切相关，患者的疼痛常常没有发现能解释的器质性原因，常见有头痛、颈痛、腰背痛等，慢性疼痛可成为抑郁症的重要症状或就诊的主诉，而抑郁症状也可使各种原因所产生的疼痛症状明显加重。部分慢性疼痛的患者在经正规的抗抑郁治疗后症状得到明显改善。

10. 其他症状

除上述症状外，抑郁障碍还可具有其他多种症状，包括头痛、颈痛、腰背痛、肌肉痉挛、恶心、呕吐、咽喉肿胀、口干、便秘、胃部烧灼感、消化不良、胃肠胀气、视力模糊以及排尿疼痛，等等。患者常常因为这些症状到综合医院反复就诊，接受多种检查和治疗，不仅延误诊断治疗，且浪费医疗资源。

诊断原则

抑郁障碍是一类具有"发作性"特点的精神疾病，诊断时既要评估目前发作的特点，还要评估既往发作的情况。

临床诊断应依据下述原则：(1)确定目前或最近一次发作的类型，了解目前或最近一次发作的病史，进行详细的精神状况检查。根据获得的资料确定此次发作是否为抑郁发作，并确定亚型。(2)确定以往有过的发作类型。(3)根据目前或最近一次发作的类型和以前有过的发作类型，确定疾病的诊断。(4)抑郁障碍诊断的改变。患者就诊时如果是首次发作，或者只有一种类型的发作，此时很难预测以后是否会再次发作以及发作具体是哪种类型。需要根据患者本次的发作特点适时调整诊断。

抑郁障碍诊断要点

根据病史、临床症状、病程特点、体格检查和实验室检查，依照相关的精神疾病诊断分类标准而确定。抑郁症的临床诊断应依据诊断标准。国内常用重性抑郁发作诊断标准包括CCMD3标准和美国《精神障碍诊断与统计手册》第五版（DSM-5）诊断标准。

病程标准

（1）符合症状标准和严重标准至少已持续2周。（2）可存在某些精神分裂性症状，但不符合精神分裂症的诊断。若同时符合精神分裂症的症状标准，在精神分裂症状缓解后，满足抑郁发作标准至少2周。

排除标准

排除器质性精神障碍，或精神活性物质和非成瘾物质所致抑郁。

二、药物治疗

药物治疗是抑郁症最主要的治疗方法，抗抑郁药物是经过提升或调节中枢单胺递质及受体功能，从根本上改善抑郁症患者的抑郁和焦虑，缓解并逐步消除患者的抑郁症状。现阶段的药理研究，依据化学分子式及作用原理不同，主要分为五大类：三环类抗抑郁药、单胺氧化酶抑制剂、选择性5-羟色胺（5-HT）再摄取抑制剂（SSRI）、非典型抗抑郁药和其他抗抑郁药。其中，其他抗抑郁药物包括中药抗抑郁药物。近年来，由于中医事业的蓬勃发展，中药的治疗效果也获得人们的普遍认可。

抑郁症的用药原则

《中国抑郁障碍防治指南（第二版）》（以下简称《指南》）中强调从小剂量开始、单一用药，根据患者的病情变化和耐受情况，并依据药动学特点制定适宜的药物滴定速度，通常在1~2周达到有效剂量。如果治疗有效，可以维持相同剂量的抗抑郁药治疗4周，再根据疗效和耐受性情况确定是否进行剂量调整。抗抑郁药大部分2~4周起效，如果使用某种药物4~6周无效，可考虑改用同类其他药物或作用机制不同的另一种药。换药无效时，可考虑联合使用两种作用机制不同的抗抑郁药。一般不主张使用2种以上的抗抑郁药，因为几乎没有证据表明联用2种以上抗抑郁剂有效，但不良反应明显增高。对于难治性抑郁的患者，《指南》中提到可以附加锂盐、非典型抗精神病药或三碘甲状腺原氨酸等作为增效治疗。对复发风险很低的患者，维持期治疗结束后逐渐停药，但在停药治疗后2个月内复发风险很高，故在此期间应坚持随访，医生应仔细评估是否有复发的迹象或是否有停药反应。

急性期治疗

在抑郁症急性期治疗中，A级推

荐的药物包括选择性 5- 羟色胺再摄取抑制剂（SSRI），如氟西汀、帕罗西汀、氟伏沙明、舍曲林、西酞普兰、艾司西酞普兰；选择性 5- 羟色胺和去甲肾上腺素再摄取抑制剂（SNRI），如文拉法辛、度洛西汀、米那普仑；去甲肾上腺素和特异性 5- 羟色胺能再摄取抑制剂（NaSSA），如米氮平；去甲肾上腺素和多巴胺再摄取抑制剂（NDRI），如安非他酮等。B 级推荐的药物包括：5- 羟色胺平衡抗抑郁药（SMA），如曲唑酮；选择性去甲肾上腺素再摄取抑制剂（NRI），如瑞波西汀；三环类、四环类抗抑郁剂等。C 级推荐的药物是吗氯贝胺。对于轻度、中度抑郁症患者也可以选择中草药舒肝解郁胶囊、圣·约翰草制剂。

针对患者的临床特点，具体选药策略如下：

如果患者伴有明显的情绪激越，选用具有镇静作用的抗抑郁药，如米氮平、帕罗西汀、氟伏沙明、文拉法辛、曲唑酮等。

如果患者伴有强迫症状，建议选用 SSRI 或氯米帕明，但剂量较治疗抑郁症状偏高。

如果患者伴有精神病性症状，可选用氟伏沙明等抗抑郁药，或合并使用第二代抗精神病药，但不宜使用安非他酮。

如果患者伴有躯体疾病，可选用不良反应和相互作用较少的 SSRI 和 SNRI、安非他酮或米氮平。

巩固治疗期

在巩固治疗期患者复燃的风险很高，原则上使用在急性期治疗有效的药物，且治疗剂量不变。研究显示，在坚持治疗的患者中仍有 20% 的患者复发；另有证据表明，在急性期治疗未完全缓解的患者较完全缓解的患者相比，其复燃的风险更高；与没有残留症状的患者相比，有残留症状的患者复发、复发的风险增加，自杀企图增加，社会功能损害严重，病程呈慢性化。这类患者更有必要进行巩固期的治疗。为了降低复发的风险，在巩固期结束后应该进入维持治疗期。研究显示：痊愈后 6 个月的患者 20% 可能复发，50%~80% 的抑郁症患者一生中至少有 1 次复发。维持治疗推荐继续使用急性期和巩固期有效的抗抑郁药，且继续足剂量维持治疗。

三、物理治疗

电针治疗

各种原因不适合服用抗抑郁药或疗效不佳的患者可以接受一些物理治疗，如电针治疗，针刺选择印堂、百会穴，以类似脑电 α 波频率的低压电流刺激局部穴位，临床对照研究证实电针治疗对抑郁症患者与抗抑郁药阿米替林和氟西汀的疗效类似。

电休克治疗

电休克治疗（ECT）常用来治疗重型抑郁，尤其是伴有精神病症状、存在自杀企图或拒绝进食的患者。不像抗抑郁药需要服用数周才能发挥作用，电休克疗法效果明显，起效快，因而可以及时挽救患者的生命。

在电休克治疗中，把电极置于头部，让电流通过颅内使抽搐发作，这种抽搐可以缓解抑郁症，其作用机制目前仍不清楚。通常一个疗程 5~7 次，隔天 1 次。由于电流可引起肌肉收缩和疼痛，因而在治疗过程中患者需要接受全麻。电休克在治疗急性期阶段，部分人出现记忆力下降是比较常见的反应。从临床角度观察，这种记忆力下降大部分都是暂时性的，治疗结束以后，逐渐会恢复到正常的状态或接近正常状态。

四、心理治疗

俗话说"心病还须心药医"，绝大多数的抑郁症患者病前有一定的诱因（如挫折、遭受不幸等），同时在出现情绪抑郁、低落过程中产生悲观、失望和孤独、无助感。一般来说，这些情况可以用心理治疗——即所谓的"心药"来处理。个体心理治疗有助于患者恢复以前的社会功能，适应日常的生活压力，巩固药物治疗的效果；通过人际关系治疗，患者可以获得支持和指导，从而良好地适应生活环境的改变；认知疗法有助于改变患者的失望和负性思维。对于轻型抑郁，心理治疗和药物治疗的疗效差不多。

支持性心理治疗法

支持性心理疗法是目前我国使用很广的一种心理治疗概念。这一治疗方法的内涵非常丰富，一般是医生合理地采用劝导、启发、鼓励、同情、支持、评理、说服、消除疑虑和提供保证等交谈方法，帮助病人认识问题、改善心境、提高信心，从而促进心身康复过程。善用治疗者与患者所建立的良好关系，利用治疗者的权威、专业知识，来关怀、支持患者，使患者发挥其潜在能力，提高应付危机的技巧，提高适应困难的能力，舒缓精神压力，帮助走出心理困境。避免精神发生崩溃。

支持性心理疗法的另一含义，是指对求治者的人格不成熟、情感脆弱或患有慢性精神障碍、退化性障碍，需要施治者长期支持与照顾，以降低复发或恶化的可能性，增强应付现实的能力。

精神分析疗法

精神分析疗法是发掘患者或求诊者潜意识内的矛盾冲突或致病的情结，把它们带到意识域，使就诊者对其有所领悟，在现实原则的指导下得到纠正或消除，并建立正确与健康的心理结构，从而使病情获得痊愈。

认知疗法

认知疗法的理论基础是：心理障碍的产生是由于错误的认知，而错误的认知导致异常的情绪反应（如抑郁、焦虑等）。通过挖掘，发现错误的认知，加以分析、批判，代之以合理的、现实的认知，就可以解除患者的痛苦，使之更好地适应现实环境。

这种治疗方法的主要意义就在于使患者重新建立新的认知，改变抑郁症患者出现的一些偏见，这些偏见主要有对之前的经历的错误认识，还包括对将来前途的错误想象，有利于为患者理清一些问题，帮助他们摆脱自己的错误想象。

行为治疗法

行为治疗是以减轻或改善患者的症状或不良行为为目标的一类心理治疗技术的总称。这种治疗其实更重要的就是在于研究患者不正常的一些举动，但是很少考虑患者的主观情绪。治疗主要也是据条件反射理论。让患者开始写日记、参加娱乐活动、松弛训练以及提高社会交往的能力等，让患者在行为和心理上重新建立起新的反射模式。

五、抑郁症的预防

抑郁症的发病率和患病率相当高，不仅给个人、家庭带来沉重的精神、经济压力，还会导致生活质量的下降，也给社会带来沉重的负担和损害，因此，预防抑郁症的发生、降低发病率患病率和预防其复发，对个人对社会都尤其重要。预防主要有如下几个方面：

遗传因素的预防

抑郁症已被许多研究证实与遗传因素有关，因而避免遗传因素的作用是预防抑郁症发生的根本措施之一。避免遗传因素的作用，就应谨慎择偶。为下一代的健康，做到优生优育，故在选择配偶时，要尽量选择家族中无情感障碍等精神病史，无自杀、人格异常、酗酒等既往病史的对象。

保障孕妇胎儿的营养供给

因为胎儿的营养不良，将影响胎儿脑神经系统结构、内分泌器官的正常发育，以致出现异常，为日后抑郁症的发生创造了条件。

关注子女气质个性倾向

气质、个性往往是引起各种精神综合征原因。如果发现儿童遇事信心不足、好往坏处去想、情绪不稳、好自卑、好依赖、好幻想、好强迫想各种事，则应及早加以纠正，最好进行心理咨询，以寻找纠正的策略方法。

避免子女童年的不幸遭遇

有关研究指出，童年的不幸遭遇对 20 岁以前发作的抑郁症有明显的影响，所以做父母的应尽力避免使子女在童年期遭受精神创伤。例如歧视、虐待子女；在别人面前贬低子女的能力，损害其自尊心和信心；对子女管束严厉，不问情由打骂；对子女的正当的需求不予满足；对子女不一视同仁，偏袒一方，使孩子感到在家中无地位、无温暖；父母经常吵架、有婚外恋、分居、离异、酗酒、赌博、吸毒、犯罪，都可造成童年子女的心灵创伤，使孩子感到自卑忧伤羞于见人，为其抑郁个性的形成和日后抑郁症的发生埋下了隐患。

个体应尽量避免不良生活事件影响的积累。不良生活事件的积累，易造成严重的适应障碍，发生抑郁。因此个体在日常学习、工作、生活中，遭遇不良生活事件时应尽快设法减弱或消除它所引起的不良情绪；自己排除不了时，可向亲戚朋友倾诉，以获得宣泄，并获得应付解决问题和解决不良情绪的方法；如果还不能排解则可找心理医生咨询以得到帮助。最好做到以下几点：

（1）学会客观、全面看问题的方法。

（2）恰当评估自己的能力。

（3）改造个性，培养兴趣爱好。

（4）加强个人修养。

（5）多做好事，以诚待人，建立支持系统。

第四节　中医学对抑郁症的认识

中医中药历史悠久，博大精深，历代医家运用中医中药治疗各种精神疾患早有记载，对于抑郁症有其独特的认识。通常将抑郁症归属于中医学"郁证"范畴，认为抑郁症是由于情志不舒、气机郁滞所致，以心情抑郁、情绪不宁、胸部满闷、胁肋胀痛，或易怒易哭，或咽中如有异物梗塞等症状为主要临床表现的一类病症。

一、抑郁症的病因病机

中医对抑郁症的病因分析有独到见解，认为抑郁症精神症状的出现和躯体症状的出现互为因果，应该辩证地去看待二者的关系。《黄帝内经》中首先提出了情志内郁致病的思想。《灵枢·癫狂篇》有"喜怒，善忘，善恐者，得之忧"的记载。在《伤寒论》

中有类似于抑郁症症状的描述："胸胁苦满，嘿嘿不欲饮食，心烦喜呕。或胸中烦而不呕……或心下悸……"。元代《丹溪心法·六郁》提出了气、血、火、食、湿、痰六郁之说，创立了六郁汤、越鞠丸等相应的治疗方剂。明代《医学正传》首先采用郁证这一病症名称。自明代之后，已逐渐把情志之郁作为郁病的主要内容。如《古今医统大全·郁证门》说："郁为七情不舒，遂成郁结，既郁之久，变病多端。"《景岳全书·郁证》将情志之郁称为因郁而病，着重论述了怒郁、思郁、忧郁三种郁证的证治。《临证指南医案·郁》所载的病例，均属情志之郁，治则涉及疏肝理气、苦辛通降、平肝息风、清心泻火、健脾和胃、活血通络、化痰涤饮、益气养阴等法，用药清新灵活，颇多启发，并且充分注意到精神治疗对郁病具有重要的意义，认为"郁证全在病者能移情易性"。

人们在日常生活中时常会出现七情变化，这种变化是对客观外界事物的不同反映，属正常的精神活动，也是人体正常的生理现象，一般情况下并不会致病。只有在突然、强烈或长期持久的情志刺激下，才会影响到人体的正常生理，使脏腑气血功能发生紊乱，导致疾病的发生，正如："怒伤肝、喜伤心、思伤脾、忧伤肺、恐伤肾"。说明，人的精神状态反映和体现了人的精神心理活动，而精神心理活动的健康与否直接影响着精神疾病的发生发展，也可以说是产生精神疾病的关键。因此，中医认为精神活动与抑郁症的关系十分密切，把抑郁症的病因归结为七情所致不无道理。

愤懑郁怒，肝气郁结

中医认为，厌恶憎恨、愤懑恼怒等精神因素，均可使肝失条达，气机不畅，以致肝气郁结而成气郁，这是郁证主要的病机。因气为血帅，气行则血行，气滞则血瘀，气郁日久，影响及血，使血液运行不畅而形成血郁。若气郁日久化火，则发生肝火上炎的病变，而形成火郁。津液运行不畅，停聚于脏腑、经络，凝聚成痰，则形成痰郁。郁火耗伤阴血，则可导致肝阴不足。

忧愁思虑，脾失健运

由于忧愁思虑，精神紧张，或长期伏案思索，使脾气郁结，或肝气郁结之后横逆侮脾，均可导致脾失健运，使脾的消磨水谷及运化水湿的功能受到影响。若脾不能消磨水谷，以致食积不消，则形成食郁。若不能运化水湿，水湿内停，则形成湿郁。水湿内聚，凝为痰浊，则形成痰郁。火热伤脾，饮食减少，气血生化乏源，则可导致心脾两虚。

情志过极，心失所养

由于所愿不遂，精神紧张，家庭

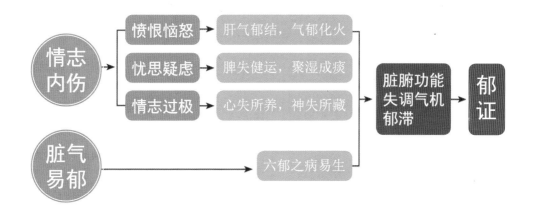

不睦，遭遇不幸，忧愁悲哀等精神因素，损伤心脾，使心失所养而发生一系列病变。若损伤心气，以致心气不足，则心悸、短气、自汗；耗伤心阴以致心阴亏虚，心火亢盛，则心烦、低热、面色潮红、脉细数；心失所养，心神失守，以致精神惑乱，则悲伤哭泣，哭笑无常。心的病变还可进一步影响到其他脏腑。

情志内伤是郁病的致病原因。但情志因素是否造成郁病，除与精神刺激的强度及持续时间的长短有关之外，也与机体本身的状况有极为密切的关系。正如《杂病源流犀烛·诸郁源流》说："诸郁，脏气病也，其原本于思虑过深，更兼脏气弱，故六郁之病生焉。"说明机体的"脏气弱"是郁病发病的内在因素。

综上所述，中医认为郁病的病因是情志内伤。其病机主要为肝失疏泄，脾失健运，心失所养及脏腑阴阳气血失调。郁病初起，病变以气滞为主，常兼血瘀、化火、痰结、食滞等，多属实证。病久则易由实转虚，随其影响的脏腑及损耗气血阴阳的不同，而形成心、脾、肝、肾亏虚的不同病变。

二、抑郁症的辨证分型

理气开郁、调畅气机、怡情易性是治疗郁病的基本原则。除药物治疗外，精神治疗对郁病有极为重要的作用。解除致病原因，使患者正确认识和对待自己的疾病，增强治愈疾病的信心，可以促进郁病好转、痊愈。根据不同的临床表现，抑郁症可分为以下几种类型。

肝气郁结型

主要证候：精神抑郁，情绪不宁，胸部满闷，胁肋胀痛，痛无定处，脘闷嗳气，不思饮食，大便不调，女子月事不行；舌质淡红，苔薄腻，脉弦。

治疗法则：疏肝解郁，理气和中。

气郁化火型

主要证候：急躁易怒，胸胁胀满，口苦而干，或头痛、目赤、耳鸣，或嘈杂吞酸，大便秘结；舌质红，苔黄，脉弦数。

治疗法则：疏肝解郁，清肝泻火。

痰气郁结型

主要证候：精神抑郁，胸部满闷，胁肋胀满，咽中如有物梗塞，吞之不下，咯之不出；苔白腻，脉弦滑。

治疗法则：行气开郁，化痰散结。

心神失养型

主要证候：精神恍惚，心神不宁，多疑易惊，悲忧善哭，喜怒无常，时欠伸，或手舞足蹈，喊叫骂詈；舌质淡，脉弦。

治疗法则：甘润缓急，养心安神。

心脾两虚型

主要证候：多思善虑，心悸多梦，面色萎黄，手足麻木，头晕，气短，自汗，腹胀，大便溏，月经不调；舌质淡嫩，舌苔白，脉细弱。

治疗法则：养心健脾，补益气血。

心肾阴虚型

主要证候：虚烦少寐，惊悸，健忘，多梦，头晕耳鸣，五心烦热，腰膝酸软，盗汗，口咽干燥，男子遗精，女子月经不调；舌红，少苔或无苔，脉细数。

治疗法则：滋阴养血，补心安神。

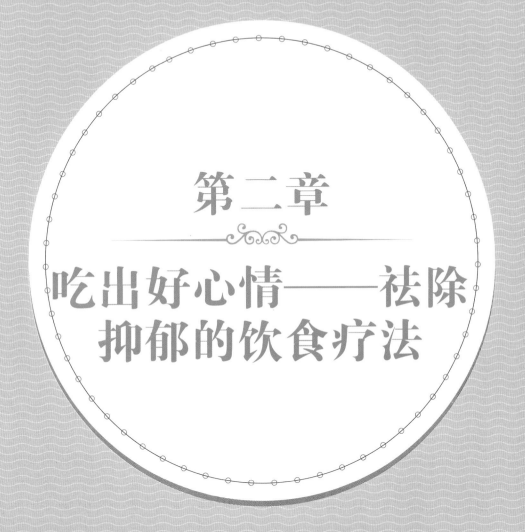

第二章

吃出好心情——祛除抑郁的饮食疗法

第一节 抑郁症的饮食原则

越来越多的研究结果显示，合理的饮食能够有效地保证身体和精神都处于健康状态。选择合理的饮食对抑郁症的防治大有裨益，因为脑中负责管理行为的神经冲动传导物质即神经递质，如多巴胺、肾上腺素的分泌等会受我们所吃的食物的影响。当脑部分泌5 羟色胺时，大脑呈休息、放松状态。当分泌多巴胺及肾上腺素时，我们倾向于思考、动作敏捷，也较具有警觉性。抑郁症患者在日常生活中应遵循以下饮食原则，以尽快摆脱抑郁困扰。

一、多吃糖类

糖类对脑部有安定的作用，多吃糖类能够提高脑部色氨酸的含量，因而有安定的作用。饮食中多糖类含量不足可以造成5 - 羟色胺的流失及产生抑郁症。如果你感到紧张而希望能够放松心情，可以吃较多的糖类。糖类分单糖和多糖。单糖有蔗糖、葡萄糖、麦芽糖等。多糖包括淀粉、糖原、糊精、膳食纤维。多糖主要来源于谷类、薯类、豆类等食物中。

二、多吃含钙食物

一般认为，抑郁症患者往往缺乏食欲，消化吸收差。而多吃含钙食物，可增进食欲，促进消化吸收，易使人保持愉快的情绪。因此，抑郁症患者宜多吃含钙食物。含钙食物有：黄豆及豆制品、牛奶、鱼、虾、红枣、柿子、韭菜、芹菜、蒜苗等。

三、多吃含钾食物

钾离子是一种可有效稳定血压、舒缓心情的物质，对抑郁症的治疗有一定辅助作用。患者日常可多食用一些钾含量丰富的食物，如香蕉、坚果、番茄、瘦肉、绿色蔬菜等。

四、注意补充镁元素

镁离子是一种具有放松神经作用的元素，机体缺镁时，常常会使人郁郁寡欢，乏力倦怠，情绪消极，有人还会发生惊厥。虽然含镁的食物比较丰富（如肉类、鱼类、蛤类、绿色蔬菜、豌豆以及大部分水果中含有丰富的镁），但是，长期偏食、节食和消化功能紊乱的人，仍会出现镁的缺乏。值得指出的是，现在粮食加工过于精细，使镁的损失很大。因此，心情抑郁者应多吃杂粮、粗粮，最好粗、细粮搭配食用。

五、补充氨基酸

营养学家认为，氨基酸对振奋人精神起着十分重要的作用。大脑必须利用氨基酸来制造某种神经递质。前面提到，神经递质能把收到的信号从一个脑细胞传到另一个脑细胞。没有神经递质，人是无法进行思维的。例如色氨酸是大脑制造神经递质的重要物质。它可以增加5－羟色胺的合成，对缓解抑郁症状有很大帮助。在某些食品中含有较丰富的色氨酸，如牛奶、牛肉、火鸡肉、鸡肉、鱼肉、扁豆、豌豆、药用酵母、花生、黄油、坚果和大豆，多食用上述食品及碳水化合物，有助于大脑摄取色氨酸。色氨酸太少就会造成脑中神经递质的下降，其后果是使人出现抑郁症。酪氨酸也是脑部功能活动所需要的物质。此氨基酸可能对那些长期处于情绪紧张的人有好处。酪氨酸促进肾上腺素的制造及提高多巴胺的含量，此化学物质可以提升正面的心情，并给予我们动力及驱策力。如果饮食含有此氨基酸，则一些无法控制的情绪状况可能得以避免。这里介绍3种水果，即成熟香蕉、甜瓜、菠萝，它们含有特殊的氨基酸，有助于刺激"快乐激素"——血清素，可以食用这些水果来克服精神抑郁。

六、补充B族维生素

B族维生素是一种可有效维持神经系统正常工作且参与构成神经传导的必需物质，抑郁症患者经常食入B族维生素含量丰富的食物，可有效缓解疲乏无力、食欲不振、精神低落等症状，可达到良好的辅助治疗作用。研究人员发现，如果抑郁症患者的血液中含有较多的维生素B_{12}，患者治疗后效果就比较显著。老年患者如果体内含有较多的B_1、B_2和B_6，治疗效果明显好于其他抑郁症患者。以下是含有丰富维生素B的食品：

含有丰富维生素B_1的食品：小麦胚芽、猪腿肉、大豆、花生、里脊肉、火腿、黑米、鸡肝、胚芽米等。

含有丰富维生素B_2的食品：鳗鱼、牛肝、鸡肝、香菇、小麦胚芽、鸡蛋、奶酪等。

含有维生素B_6、B_{12}、烟酸、泛酸和叶酸等的食品：肝、肉类、牛奶、酵母、鱼、豆类、坚果类、蛋黄、蔬菜、奶酪等。

饮食中应注意多食用以上食物。对于严重抑郁症患者，也可在医生指导下使用维生素B族注射液。

总之，抑郁症患者饮食应当荤素搭配、粗细结合，使营养均衡。在情绪低落消沉的时候可选用一些甜食以及上述食品，以使自己尽快走出抑郁心境。

第二节 抗抑郁的蔬菜菌类

茼蒿

·————→ 行气解郁安心气

别　　　名	蓬蒿、蒿菜、菊花菜。
性味归经	味甘、涩，性温；归肝、肾经。
建议食用量	每餐 100~200 克。

营养成分

蛋白质、糖类、粗纤维、胡萝卜素、多类维生素、烟酸、钾、磷、钙、铁外，还包含丝氨酸、苏氨酸、丙氨酸等多类氨基酸和天冬素、挥发油、胆碱等。

抗抑郁原理

茼蒿含有丰富的维生素和矿物质，可以养心安神、降压补脑、清血化痰、润肺补肝、稳定情绪、防止记忆力减退。特别适合肝郁气滞所致的善怒、频频叹气、胸胁胀痛等症状患者食用。

良方妙方

1. 烦热头晕，睡眠不安：鲜茼蒿、菊花嫩苗各 100~150 克。水煎服。

2. 高血压：茼蒿 200 克洗净、切碎、捣汁，温开水送服，每服 1 杯，日服 2 次。或与菊花脑各 60 克，水煎服。

食用功效

茼蒿中含有特殊香味的挥发油，有助于宽中理气、消食开胃、增加食欲；其所含的粗纤维还有助肠道蠕动，通腑利肠的功能；茼蒿中含有多种氨基酸及较多的钾、钙等矿物质，能调节体液代谢、通利小便、消除水肿。

常吃茼蒿，对咳嗽痰多、脾胃不和、记忆力减退、习惯性便秘均有较好的疗效。而当茼蒿与肉、蛋等共炒时，则可提高其维生素 A 的吸收率。将茼蒿炒一下，拌上芝麻油、味精、精盐，清淡可口，最适合冠心病、高血压患者食用。

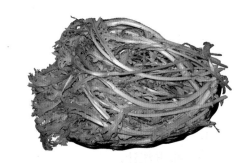

注意事项

《得配本草》："泄泻者禁用。"

经典论述

1.《千金·食治》："安心气，养脾胃，消痰饮。"

2.《滇南本草》："行肝气，治偏坠气疼，利小便。"

养生食谱

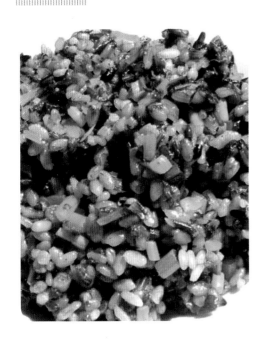

◆ 茼蒿蛋白饮

主　料：茼蒿 250 克，鸡蛋 3 枚。

调　料：香油、盐各适量。

做　法：

1.将茼蒿洗净，鸡蛋打破取蛋清。

2.茼蒿加适量水煎煮，快熟时，加入鸡蛋清，煮片刻，调入油、盐即可。

◆ 炒茼蒿饭

主　料：茼蒿、腊肉、糯米各适量。

调　料：食用油、盐各适量。

做　法：

1.提前浸泡糯米；将茼蒿洗净，挤出涩汁，切成末；腊肉切丁。

2.锅置火上，热油放入肉丁爆炒 1 分钟左右，放入茼蒿翻炒。

3.炒好后与糯米放一起，加盐，搅拌均匀，放进蒸锅内蒸90 分钟左右即可。

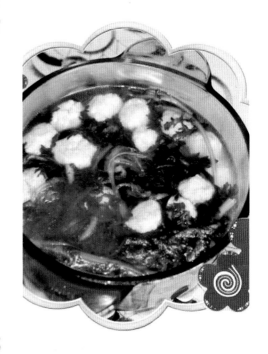

西红柿

健胃消食解烦渴

别　　　名　番茄、洋柿子。

性 味 归 经　味甘、酸，性微寒；归心、肺、胃经。

建议食用量　每日 2~3 个。

营养成分

蛋白质、脂肪、碳水化合物、有机酸、葡萄糖、胡萝卜素、维生素 A、维生素 B_1、维生素 B_2、维生素 C、纤维素、番茄红素、谷胱甘肽、红浆果素、磷、钙、铁、锌等。

抗抑郁原理

西红柿所含的番茄红素可降低氧化压力，防止大脑细胞受损，不仅有助于抗击抑郁症，还能够降低前列腺癌和心脏病风险。

良方妙方

1. 高血压：每日清晨空腹食用西红柿 1~2 个。

2. 口渴、糖尿病：用西红柿适量，新鲜猪胰一个，加水煮汤，以油盐调味食用。

3. 口干咽燥、食欲减退、烦热口渴：西红柿 200 克洗净，开水浇烫去皮，捣烂后加冰糖适量，置冰箱冷藏室内放凉备用，饭后可不拘时间频频食用。

食用功效

西红柿含有丰富的维生素、碳水化合物、有机酸及少量的蛋白质，有促进消化、利尿、抑制多种细菌的作用。西红柿中含有的维生素可以保护血管，治疗高血压，还有推迟细胞衰老、增加人体抗癌能力的作用。西红柿中的胡萝卜素可维持皮肤弹性，促进骨骼钙化，防治儿童佝偻病、夜盲症和眼睛干燥症。

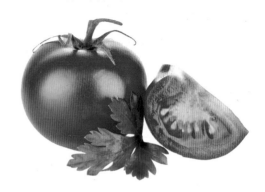

注意事项

不成熟的青西红柿含龙葵碱，多吃会中毒，不宜食用。西红柿偏凉，脾胃虚寒者不宜食用。生食西红柿最好在饭后，以免空腹刺激胃肠，避免与胃酸结合成不易消化的物质引起胃脘不适。

经典论述

《陆川本草》："生津止渴，健胃消食。治口渴，食欲不振。"

养生食谱

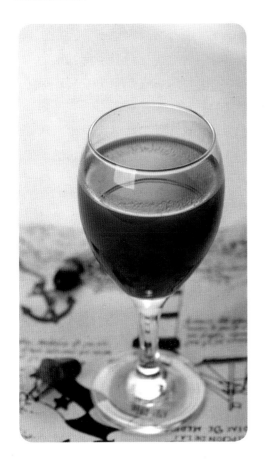

◆ 西红柿洋葱鸡蛋汤

主　料：西红柿、洋葱各 50 克，鸡蛋 1 个。

调　料：海带清汤、盐、白糖、酱油各适量。

做　法：

1.将西红柿洗净，焯烫后去皮，切块；洋葱洗净，切碎；鸡蛋打散，搅拌均匀。

2.锅置火上，放入海带清汤，大火煮沸后加入洋葱、酱油，转中火。再次煮沸后加入西红柿，转小火煮 2 分钟。

3.待锅里的西红柿和洋葱汤煮沸后，加入蛋液，搅拌均匀，加盐、白糖调味即可。

◆ 西红柿汁

主　料：西红柿 500 克。

做　法：

1.把西红柿洗干净，用热水烫后去皮。

2.再用纱布包好用手挤压出汁倒入杯中，再加入少许的温开水调匀，即可饮用。

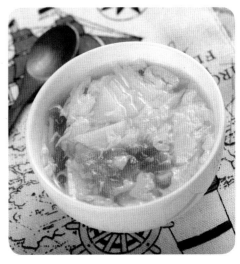

黄花菜
解郁忘忧养容颜

别　　名　金针菜、忘忧草、萱草花。

性味归经　味甘，性温；归肝、膀胱经。

建议食用量　每餐30~50克。

营养成分

糖、蛋白质、脂肪、碳水化合物、钙、磷、胡萝卜素、B族维生素、维生素C、氨基酸等。

抗抑郁原理

黄花菜古名"忘忧草"，有"健脑菜"之称，气味清香，含有B族维生素，能营养神经，健脑解郁，对情绪低落、焦虑失眠等症有良好的食疗功效。所含的维生素C及矿物质等，能促进血液循环，延缓衰老。

良方妙方

1.失眠多梦、心悸怔忡：黄花菜15克，鸡肝2副，鱼肚10克，调味品适量。将黄花菜、鱼肚泡发开，洗净，鱼肚切片，鸡肝洗净，切片，用酱油、淀粉拌匀。锅中放清水适量烧开后，调入葱、姜、椒、料酒等煮沸，下鱼肚、肝片、黄花菜等，煮至熟后，加食盐、味精调服。

2.急性结膜炎：黄花菜、马齿苋各30克，加水煎汤饮服。每日2次。

食用功效

我国《营养学报》曾评价黄花菜具有显著的降低动物血清胆固醇的作用。人们知道，胆固醇的增高是导致中老年疾病和机体衰退的重要因素之一，能够抗衰老而味道鲜美、营养丰富的蔬菜并不多，而黄花菜恰恰具备了这些特点。常吃黄花菜还能滋润皮肤，增强皮肤的韧性和弹力，可使皮肤细嫩饱满、润滑柔软，皱褶减少、色斑消退。

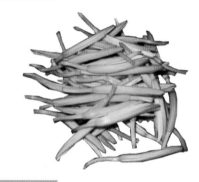

注意事项

鲜黄花菜中含有一种叫"秋水仙碱"的物质，该有毒成分在高温60℃时可减弱或消失，因此食用时，应先将鲜黄花菜用开水焯过，再用清水浸泡2小时以上，捞出用水洗净后再进行炒食，这样秋水仙碱就能被破坏掉，食用鲜黄花菜就安全了。

经典论述

《本草纲目》："甘、微苦微寒，无毒。通结气，利肠胃。"

养生食谱

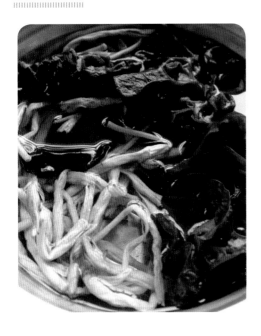

◆ 鲜黄花菜炒百合

主　料：百合150克，鲜黄花菜300克。

辅　料：胡萝卜50克。

调　料：盐、味精各4克，白糖2克，淀粉5克，植物油适量。

做　法：

1.百合、鲜黄花菜洗净，胡萝卜切丝备用。

2.锅置火上，锅内放入油，下入鲜黄花菜、百合、胡萝卜煸炒，放入盐、味精、白糖炒熟，淀粉勾芡出锅即可。

◆ 黄花木耳汤

主　料：干黄花30克，黑木耳20克。

调　料：盐、鸡精各5克，葱花、食用油各适量，胡椒粉少许。

做　法：

1.黄花泡发，洗净去根；木耳用温水泡发，撕成小朵。

2.锅置火上，倒油烧热，炒香葱花，放入黄花、木耳翻炒片刻，倒入适量清水煮开至熟，加盐、胡椒粉、鸡精调味即可。

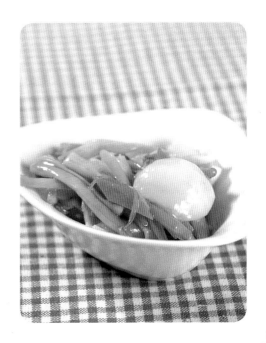

土豆

天然抗抑郁剂

别　　　名　马铃薯、洋芋、地蛋。

性 味 归 经　味甘，性平、微凉；归
　　　　　　　脾、胃、大肠经。

建议食用量　每餐100~200克。

营养成分

淀粉、膳食纤维、胶质、蛋白质、脂肪、B族维生素、维生素C、磷、钙、铁、钾与核酸、柠檬酸、土豆素等。

抗抑郁原理

土豆又名马铃薯，别冠之为"天然抗抑郁剂"，其特含的血管收缩素能舒缓人的情绪压力，调节心情。

良方妙方

1. 贫血所引起的头晕目眩、四肢乏力、手足冰冷等症：以土豆150克洗净去皮，再加入樱桃、苹果各50克打汁饮用，有明显的改善效果。

2. 便秘：将土豆洗净切碎后，加水捣烂，用纱布绞汁，加蜂蜜适量。每日早晚空腹服下半茶杯，连服半个月。

3. 胃溃疡：鲜土豆洗净，捣成泥，用布挤去水分，置砂锅里大火煮，不要盖盖，蒸发掉水分，煮成锅巴结在锅底。将锅巴研成粉末，每日早晚各服1匙。

食用功效

土豆能供给人体大量有特殊保护作用的黏液蛋白，能保持消化道、呼吸道以及关节腔、浆膜腔的润滑，预防心血管系统的脂肪沉积，保持血管的弹性，有利于预防动脉粥样硬化的发生；土豆所含的钾能取代体内的钠，同时能将钠排出体外，有利于高血压和肾炎水肿患者的康复；土豆还含有和免疫功能有关的酵素，可以提高人体免疫能力，起到预防慢性肾炎和保护肾脏的作用。

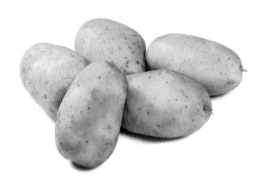

注意事项

脾胃虚寒易腹泻者应少食。土豆发芽，须深挖及削去芽附近的皮层，再用水浸泡，长时间煮，以清除和破坏龙葵碱，防止多食中毒。

经典论述

1.《本草纲目》："小儿熟食，大解痘毒。"

2.《湖南药物志》："补中益气，健脾胃，消炎。"

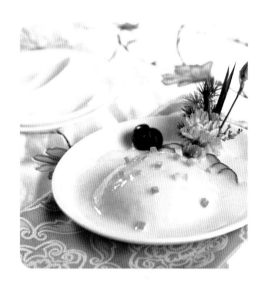

◆ 西蓝花土豆泥

主　料：土豆 50 克，西蓝花 20 克。

辅　料：胡萝卜 10 克，早餐火腿肠 5 克，植物油适量。

调　料：盐 3 克，白糖 5 克。

做　法：

1. 土豆去皮切成厚片，放纱布上蒸 20 分钟，取出做成土豆泥。

2. 早餐肠和胡萝卜切碎，放盐、白糖，与土豆泥搅拌均匀。

3. 西蓝花入油盐水烫熟码放旁边即可。

◆ 风味土豆泥

主　料：土豆 200 克。

辅　料：胡萝卜丁 20 克，西芹丁 20 克。

调　料：炼乳 20 克，奶粉 10 克。

做　法：

1. 把土豆清洗干净去皮切成片，放蒸箱蒸 30 分钟，软烂后打成泥状放容器里加奶粉、炼乳拌匀。

2. 胡萝卜去皮切成丁焯水，放入土豆泥中。

3. 西芹切粒焯水，放土豆泥中拌匀即可。

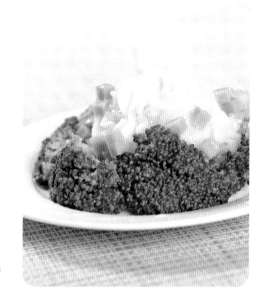

菠菜

富含叶酸抗抑郁

别　　　名　菠棱菜、赤根菜。

性 味 归 经　味甘辛，性凉；归肠、胃经。

建议食用量　每餐100~250克。

营养成分

胡萝卜素、维生素C、维生素E、芸香苷、叶酸、钙、钾、磷、铁等。

抗抑郁原理

菠菜中含有大量的铁质和叶酸等营养物质。研究发现，人体缺乏叶酸可导致抑郁症、老年性痴呆症、焦虑症等精神疾病，进而还会引起失眠、记忆力减退等症状。因此，通过食用菠菜来补充体内的叶酸成分，对于抵抗抑郁症可起到较好作用。

良方妙方

1. 抑郁：鲜菠菜250克，开水煮几分钟捞出，用香油拌食。

2. 口干咽燥、血液胆固醇增高：菠菜根适量，煎汤常服。

3. 糖尿病：鲜菠菜根150克洗净切碎，鸡内金10克，加水适量，煎煮30分钟，加入淘净的大米适量煮烂成粥，调味，一日内分数次食用。

食用功效

菠菜中所含的微量元素，能促进人体新陈代谢，增强身体免疫功能。菠菜提取物具有促进培养细胞增殖的作用，既抗衰老又能增强青春活力。我国民间以菠菜捣烂取汁，每周洗脸数次，连续使用一段时间，可清洁皮肤毛孔，减少皱纹及色素斑，保持皮肤光洁。菠菜含有大量的植物粗纤维，具有促进肠道蠕动的作用，利于排便；且能促进胰腺分泌，帮助消化；对于痔疮、慢性胰腺炎、便秘、肛裂等病症有治疗作用。

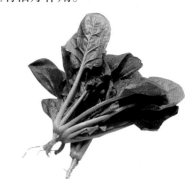

注意事项

菠菜中含有较多的草酸，食入过多会妨碍对钙的吸收，还会引起泌尿系结石，故食用菠菜时宜先放入开水中焯几下再进行烹调。

经典论述

《食疗本草》："利五脏，通肠胃热，解酒毒。"

养生食谱

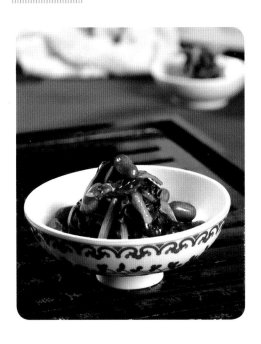

◆ 菠菜太极粥

主　料：菠菜 50 克，大米 100 克。

调　料：盐适量。

做　法：

1.菠菜择洗干净，在沸水中焯一下过凉水，捞起，用纱布将菠菜挤出汁备用；大米淘洗净。

2.锅内倒水煮沸，放入大米，煮沸后转小火，熬煮 30 分钟至黏稠。

3.将煮熟的粥分为两份，一份米粥中调入菠菜汁，调匀并加入盐。

4.在碗中放上 S 形隔板，将两份备好的粥分别倒入隔板两侧，待粥稍凝便可以去除隔板，在白粥的 1/3 处点一滴菠菜粥，在菠菜粥的 1/3 处点一滴白粥即可。

◆ 菠菜果仁

主　料：菠菜 200 克，花生米 200 克。

辅　料：红椒 20 克。

调　料：盐 2 克，味精 2 克，陈醋 3 克，香油 1 毫升，食用油适量。

做　法：

1.将菠菜清洗干净焯水，改刀切段放入容器中。

2.花生米炸熟放凉放入容器中。

3.加盐、味精、陈醋、香油拌匀即可。

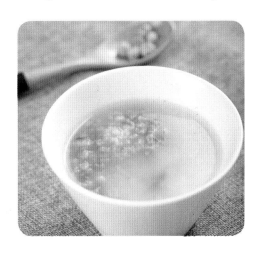

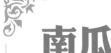

南瓜
益气养颜防衰老

别　　　名	倭瓜、饭瓜、北瓜。
性味归经	味甘，性温；归脾、胃经。
建议食用量	每次 200~500 克。

营养成分

蛋白质、淀粉、膳食纤维、碳水化合物、烟酸、维生素 B、氨基酸、果胶、活性蛋白、胡萝卜素、甘露醇、铁、钙、钾、锌、钴、镁、铜、锰、铬、硼等。

营养成分中维生素 B_6 处。

抗抑郁原理

南瓜中富含维生素 B_6、铁等营养成分，这两种营养成分都具有帮助人体储存的血糖转化为葡萄糖的作用，以此促使葡萄糖为大脑活动提供能量，进而起到抗抑郁的效果。

良方妙方

1. 糖尿病：南瓜 250 克，煮汤服食。每日早晚餐各 1 次，连服 1 个月。

2. 冬季哮喘严重者：南瓜 5 个去籽，入锅内煮成粥，布包绞汁，再入锅煮至一半，加鲜姜汁 60 克，麦芽 1500 克，慢火熬成膏。每晚服 150 克，重者早晚服 2 次。

3. 肺痈：牛肉 250 克，南瓜 500 克，煮熟食（不加油盐），连服数次后，服六味地黄汤 5~6 剂，忌肥腻。

食用功效

老熟南瓜果实含淀粉、钙、铁、胡萝卜素。嫩南瓜维生素 C 及葡萄糖较丰富。南瓜含有丰富的维生素和果胶，尤其是胡萝卜素的含量很高。果胶有很好的吸附性，能黏结与消除体内细菌毒素和其他有害物质，如重金属铅、汞和放射性元素，能起到解毒作用。果胶还可以保护胃肠道黏膜，使其免受粗糙食品的刺激，促进溃疡愈合，所以适合胃病患者。

南瓜含有微量元素钴，能活跃人体的新陈代谢，促进造血功能，并参与人体内维生素 B_{12} 的合成，是人体胰岛细胞所必需的微量元素，对防治糖尿病、降低血糖有特殊的疗效。

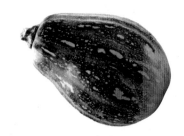

注意事项

南瓜性温，胃热炽盛者、湿热气滞者宜少食。

经典论述

1.《本草纲目》："甘，温，无毒。补中益气。"

2.《滇南本草》："横行经络，利小便。"

养生食谱

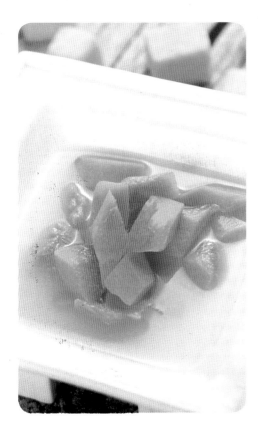

◆ 百合炒南瓜

主　料：南瓜 300 克，百合 50 克。

调　料：植物油、盐、鸡粉、水淀粉各适量。

做　法：

1. 将南瓜去皮改刀成象眼片，百合去根洗净备用。

2. 将南瓜和百合分别焯水。

3. 锅内放入少许的油，放南瓜、百合，加盐、鸡粉炒熟，勾少许芡即可。

◆ 南瓜浓汤

主　料：南瓜 200 克，高汤 100 毫升，鲜牛奶 50 毫升。

做　法：

1. 先将南瓜洗净，切丁。放入榨汁机中，加高汤打成泥状。

2. 取出后放入牛奶中，用小火煮沸，拌匀即可。

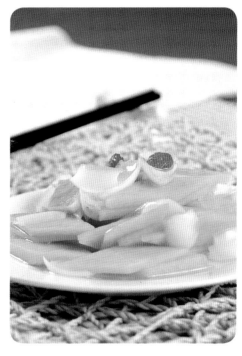

蘑菇
消食清神平肝阳

别　　　名　双孢蘑菇、洋蘑菇、
　　　　　　洋蕈。
性 味 归 经　味甘，性平；归肝、
　　　　　　胃经。
建议食用量　每次约100克。

营养成分

蛋白质、脂肪、碳水化合物、多糖、纤维素、灰分、维生素、钾、钠、钙、镁、锰、铜、锌、硒、平菇素。

抗抑郁原理

蘑菇中富含多种维生素，能够改善人体内的激素水平，还能起到较强的抗压力作用，从而帮助人们更好地控制情绪。

良方妙方

1. 抑郁：鲜蘑菇煮汤喝。

2. 胃癌、子宫颈癌等：鲜蘑菇适量煮汤服食。

3. 传染性肝炎：鲜蘑菇作蔬菜食。

4. 白细胞减少症：鲜蘑菇适量煮食。

食用功效

蘑菇含有具有抗癌作用的硒、多糖体等物质，对肿瘤细胞有很强的抑制作用，且具有免疫特性；蘑菇含有的多种维生素及矿物质，具有改善人体新陈代谢、增强体质、调节自主神经功能等作用，故可作为体弱患者的营养品，对肝炎、慢性胃炎、胃和十二指肠溃疡、软骨病、高血压等都有疗效，对降低血胆固醇和防治尿道结石也有一定效果，对妇女更年期综合征可起到调理作用。

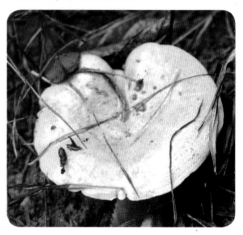

注意事项

气滞者慎服。

经典论述

1.《本草求真》："蘑菇与香蕈诸菇同为一类，但香蕈色白而平，蘑菇则色白而寒也。香蕈能益胃气，不饥，及治小便不禁；蘑菇则能理气化痰，而于肠胃亦有功也。然皆体润性滞，多食均于内气有阻，而病多发，不独蘑菇然也。"

2.《中华本草》："健脾开胃，平肝提神。主饮食不消，纳呆，乳汁不足，高血压症，神倦欲眠。"

养生食谱

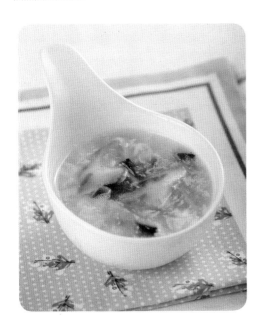

◆ 丝瓜蘑菇汤

主　料：丝瓜 250 克，平菇 100 克。

调　料：葱、姜、味精、盐各适量，植物油少许。

做　法：

1. 将丝瓜洗净，去皮、棱，切开，去瓤，再切成段；平菇洗净。

2. 起油锅，将平菇略炒，加清水适量煮沸 3~5 分钟，入丝瓜稍煮，加葱、姜、盐、味精调味即成。

◆ 蘑菇炒肉丝

主　料：瘦肉 50 克，平菇 100 克，胡萝卜 50 克，金针菇 30 克。

调　料：植物油、料酒、酱油、水淀粉、盐、糖各适量。

做　法：

1. 先将瘦肉切丝，加入料酒半匙、酱油 2 匙、水淀粉半匙腌制 10 分钟。

2. 胡萝卜去皮、煮熟、切片；金针菇洗净，切小段；平菇洗净，切片。

3. 先用油将肉丝炒散，变白时盛出，再以余油炒金针菇，并加少许水同炒，然后放入胡萝卜片和平菇炒熟，最后加入肉丝，并放入适量料酒、盐、糖调味即可。

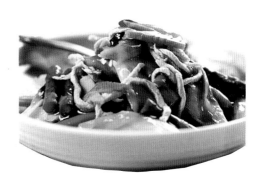

芦笋
镇静安神缓疲劳

别　　　　名　露笋、石刁柏、芦尖。

性 味 归 经　味甘、苦，性凉；归肺、胃经。

建议食用量　每餐100克。

营养成分

蛋白质、脂肪、碳水化合物、粗纤维、天冬酰胺、泛酸、维生素 B_6、芦丁、维生素 C_1、叶酸、生物素、硒、钙、磷、钠、镁、钾、铁、铜等。

抗抑郁原理

芦笋中含有丰富的天冬酰胺及其盐类，有镇静作用，可增进人的体力，使人消除疲劳，可治全身倦怠、食欲不振、蛋白代谢障碍、神经痛、神经炎、低钾症、视力疲劳、听力减弱等病症。

良方妙方

1. 高血压、冠心病：鲜芦笋25克，水煎服或做菜吃，每日2次。

2. 各种癌症：每日早晨空腹、晚上临睡前各取罐制加工食品25克，生拌或熟吃，3个月为1疗程，直至痊愈，中途不可间断。

3. 膀胱炎：取芦笋根5克，每日2次，水煎服。

食用功效

芦笋味道鲜美，吃起来清爽可口，能增进食欲，帮助消化，是一种高档而名贵的绿色食品。经常食用芦笋对高血压、疲劳症、水肿、肥胖等病症有一定的疗效。芦笋内含有芦丁、维生素C等成分，能降低血压，软化血管，减少胆固醇吸收，因此可作为冠心病、高血压患者的辅助治疗食品。芦笋中还含有较多的天冬酰胺、天冬氨酸及其他多种甾体皂苷物质。天冬酰胺酶是治疗白血病的药物。

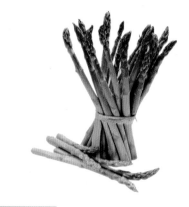

注意事项

患有痛风者不宜多食。

经典论述

1.《日用本草》："治膈寒客热，止渴，利小便，解诸鱼之毒。"

2.《玉楸药解》："清肺止渴，利水通淋。"

3.《饮片新参》："渗湿热，利尿通淋。"

养生食谱

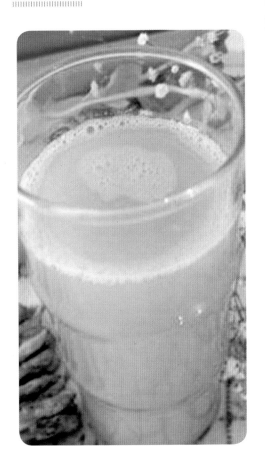

◆ 芦笋鸭掌汤

主　料： 鸭掌 400 克，芦笋 100克。

辅　料： 枸杞子少许。

调　料： 香葱段、姜片、盐各 5克，料酒 10 毫升，味精、胡椒粉各少许，植物油适量。

做　法：

1.鸭掌洗净，剁掉爪尖，切成三段；芦笋洗净，去根，切段；枸杞子洗净。

2.锅置火上，倒油烧热，炒香葱段、姜片，加入料酒及适量水烧开，下入鸭掌、芦笋同煮至鸭掌熟，加入盐、味精、胡椒粉调味即可（可加入枸杞子作装饰）。

◆ 芹菜芦笋汁

主　料： 芹菜 1 棵，芦笋 5 根。

辅　料： 柠檬汁、蜂蜜各适量。

做　法： 芹菜、芦笋分别洗净，切段，放入榨汁机中，加入适量凉开水搅打，调入适量柠檬汁和蜂蜜即可。

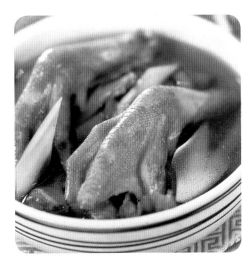

山药

补益心脾缓衰老

别　　　名　薯蓣、山芋、薯药。

性 味 归 经　味甘，性平；归肺、脾、肾经。

建议食用量　每餐100~250克。

营养成分

粗蛋白质、糖、粗纤维、淀粉、胆碱、卵磷脂、皂苷、维生素、钾、磷、钙、镁、灰分、铁、锌、铜、锰等。

抗抑郁原理

山药所含胆碱和卵磷脂有助于提高人的记忆力，近年研究发现山药还具有镇静作用，常食可强身健体、延缓衰老。

良方妙方

1. 精神不振、失眠多梦：山药25克，小麦、糯米各50克。将山药、小麦、糯米加适量砂糖同煮为稀粥。每日1剂，分早、晚两次服食。

2. 神经衰弱：怀山药25克，枸杞子10克，猪脑1具，冰糖适量。将怀山药、枸杞子、猪脑同置砂锅内，加水适量，文火炖40分钟，搅成烂糊。兑入化开的冰糖水。每日1剂，分早、晚两次服食，10日为1个疗程。

3. 脾胃虚弱，不思饮食：山药、白术各30克，人参1克。将以上三味研为细末，与适量面粉同煮，制成小豆大小的药丸。每服30丸，空腹以米汤送服。

食用功效

山药含有丰富的淀粉、蛋白质、无机盐和多种维生素等营养物质，有强健身体、滋肾益精的作用。山药含有的皂苷能够降低胆固醇和甘油三酯，对高血压和高血脂等病症有改善作用。山药含有一种多糖蛋白质——黏液蛋白，可预防心血管的脂肪沉积，保持血管的弹性，防止动脉硬化，还可减少皮下脂肪堆积，避免因肥胖所引起的糖尿病。

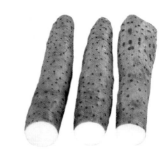

注意事项

湿盛中满，或有积滞、实邪者不宜食用。

经典论述

1.《神农本草经》："味甘、温。主伤中补虚，除寒热邪气，补中益气力，长肌肉，久服耳目聪明。"

2.《日华子本草》："助五脏，强筋骨，长志安神，主泄精健忘。"

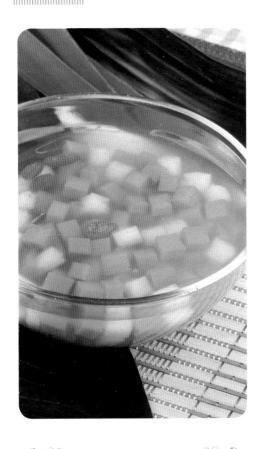

◆ 山药炖排骨

主　料：猪小排 250 克。

辅　料：宽粉 50 克，山药 200 克，小枣 15 克，植物油适量。

调　料：葱、姜各 10 克，酱油 20 毫升，盐 3 克，鸡粉 5 克，胡椒粉 2 克。

做　法：

1. 宽粉用水泡软，山药切块，排骨切块，备用。

2. 锅内加入适量植物油将葱姜爆香，放入排骨烹生抽、老抽翻炒均匀，加水、小枣、山药大火炖 30 分钟，再小火炖 30 分钟。

3. 排骨软烂后加盐、鸡粉、宽粉炖 5 分钟，宽粉软烂后即可。

◆ 怀山药南瓜羹

配　方：怀山药 50 克，南瓜 150 克，冰糖 50 克，糖桂花 15 克，枸杞子 6 克。

做　法：山药、南瓜切丁备用。锅中放水加冰糖、山药丁、南瓜丁、枸杞子煮至熟软勾芡，放糖桂花搅匀即可。

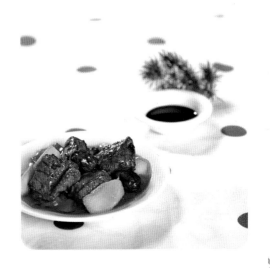

芹菜

安定情绪除烦躁

别　　　名	旱芹、药芹、香芹。
性味归经	味甘辛，性凉；归肺、胃、肝经。
建议食用量	每餐50克。

营养成分

膳食纤维素、多类维生素、蛋白质、糖类和磷、钙、铁、硒和芫荽苷、挥发油、甘露醇、肌醇等。

抗抑郁原理

芹菜中所含的丁基苯酞是一类具有镇静作用的化合物，对人体能起安定作用，有利于安定情绪，消除烦躁。芹菜中的硒具有刺激脑垂体产生性激素的功能，特别是芹菜根，被认为是一种催情药，房事前咀嚼芹菜，既可以除口臭，还能增强性欲。

良方妙方

1. 失眠：芹菜根60克，水煎服。

2. 糖尿病：芹菜500克，绞取汁，煮沸后调白糖服。

3. 中风后遗症、血尿：鲜芹菜洗净捣汁，每次5汤匙，每日3次，连服7天。

食用功效

芹菜中含13种脂肪酸，其中不饱和脂肪酸占69.20%，具有重要的调理功能和生物活性，可降血脂、预防动脉硬化；芹菜中的黄酮类物质具有调节毛细血管的脆性和通透性、清除自由基、抑制细菌等作用；芹菜是高纤维食物，它经肠内消化作用生成木质素，高浓度时可抑制肠内细菌产生致癌物质，还可加快粪便在肠内的运转时间，减少致癌物与结肠黏膜的接触，达到预防结肠癌的目的。芹菜叶含铁量较高，能补充女性经血的损失，食之能避免皮肤苍白、干燥、面色无华，而且可使目光有神、头发黑亮。

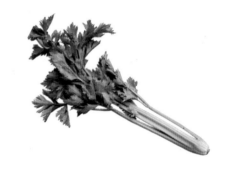

注意事项

芹菜性凉质滑，脾胃虚寒、大便溏薄者不宜多食，芹菜有降血压作用，故血压偏低者慎用；计划生育的男性应注意适量少食。

经典论述

1.《随息居饮食谱》："清胃涤热，祛风，利口齿、咽喉、头目。"

2.《本草推陈》："治肝阳头痛、面红目赤、头重脚轻、步行飘摇等症。"

养生食谱

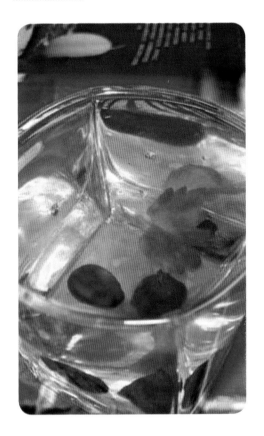

◆ 降压西芹丝

主　料：西芹 300 克。

辅　料：红椒 20 克。

调　料：盐 2 克，味精 2 克，香油 1 克。

做　法：

1.将西芹清洗干净去筋膜切成丝焯水。马上放入凉水中冲凉，取出沥干水分。

2.红椒洗净切成丝，与西芹丝一起加盐、味精、香油拌匀即可。

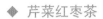

◆ 芹菜红枣茶

主　料：芹菜 250 克，红枣 10 颗。

做　法：将切碎的芹菜与红枣一同放入保温杯，加沸水闷泡 20 分钟即可。

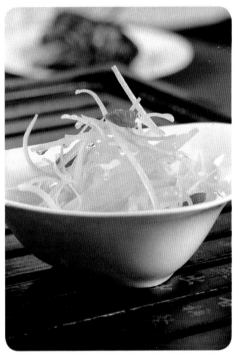

白萝卜

降低"三高" 促代谢

别　　　名　莱菔。

性味归经　味甘、辛，性凉；归脾、胃、肺、大肠经。

建议食用量　每餐 100~200 克。

营养成分

蛋白质、糖类、碳水化合物、维生素 A、维生素 C、芥子油、木质素、淀粉酶、粗纤维、锌、钾、钙、铁等。

抗抑郁原理

白萝卜具有疏肝解郁、下气宽胸、消积导滞等功效，能缓解肝郁气滞所致的胸闷症状。

良方妙方

1. 高血压：鲜白萝卜汁，每日 2 次，每次 1 小杯。

2. 水肿：白萝卜 500 克，玉米须 100 克，水煎加茶叶 100 克饮服。

3. 腹泻：白萝卜 2 份，蔗糖 1 份，共捣糊，滤渣取汁，每日 3 次，每次 5~10 毫升。

4. 腹痛：艾叶、莱菔子各 30 克，加盐 9 克炒熟，包脐上。

食用功效

白萝卜中的芥子油能促进胃肠蠕动，增进食欲，帮助消化；白萝卜中的淀粉酶能分解食物中的淀粉，使之得到充分的吸收；白萝卜含有木质素，能提高巨噬细胞的活力，吞噬癌细胞。此外，白萝卜所含的多种酶，能分解致癌的亚硝胺，具有防癌作用。白萝卜还可以降低胆固醇，防止胆结石形成。

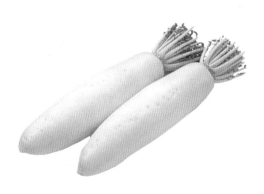

注意事项

脾胃虚弱，大便溏薄者不宜多食、生食。

经典论述

1.《本草纲目》："主吞酸，化积滞，解酒毒，散瘀血，甚效。"

2.《随息居饮食谱》："治咳嗽失音、咽喉诸病，解煤毒、茄毒。熟者下气和中，补脾运食，生津液，御风寒，止带浊，泽胎养血。"

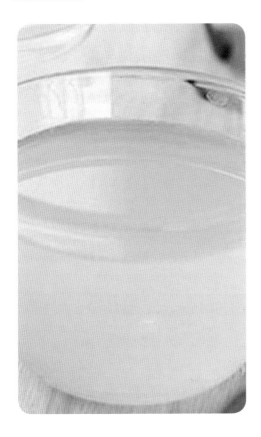

◆ 百合萝卜汤

主　料： 白萝卜 150 克，鲜百合 20 克，虾皮 10 克，马蹄（荸荠）20 克。

辅　料： 葱 5 克，姜 3 克。

调　料： 盐 3 克，牛肉粉 2 克，鱼露 3 克，香油 3 毫升。

做　法：

1.白萝卜洗净去皮切粗丝，百合洗净掰成片。

2.锅中放入清水、姜、葱粒烧开。

3.放入萝卜丝、虾皮、马蹄、百合，加盐、牛肉粉、鱼露调味，再次煮开后淋入香油即可。

◆ 白萝卜圆白菜汁

主　料： 圆白菜叶 4 片，白萝卜半根，柠檬汁适量。

做　法： 将白萝卜、圆白菜菜叶洗净，切碎，放入榨汁机中加适量凉开水榨汁，最后加柠檬汁调味即可。

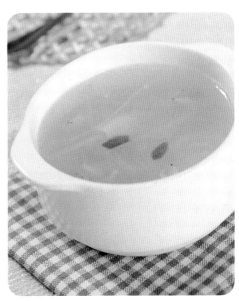

银耳

滋阴补肾安心神

别　　　名　白木耳、雪耳、白耳子、银耳子。

性味归经　味甘，性平；归肺、胃、肾经。

建议食用量　干银耳每次约 15 克。

营养成分

蛋白质、碳水化合物、脂肪、粗纤维、无机盐、银耳多糖、甘露醇、维生素 D 及少量 B 类维生素、色氨酸、酪氨酸、硒等。

抗抑郁原理

银耳是一种食用菌，被誉为"菌中之冠"。富含色氨酸、酪氨酸等大量氨基酸，能够增强人体神经递质的功能，起到抗抑郁作用，可用于肺气亏虚引起的情绪抑郁、悲观。

良方妙方

1. 健忘：银耳 5~10 克，大枣 3~5 枚，糯米 50 克，冰糖适量。熬粥食用，可滋阴填髓，补脑强心。适用于肾虚精亏之健忘。

2. 心悸：银耳 9 克，太子参 15 克，冰糖适量，水煎饮用。

3. 虚劳咳嗽，痰中带血，阴虚口渴：干银耳 6 克，糯米 100 克，冰糖 10 克，加水煮粥食用。

食用功效

银耳含有维生素 D，能防止钙的流失，对生长发育十分有益，并富含酸性多糖和硒等微量元素，可以增强人体抗肿瘤的能力；银耳中的膳食纤维可助胃肠蠕动，减少脂肪吸收，从而达到减肥的效果；银耳能提高肝脏解毒能力，起保肝作用，对老年慢性支气管炎、肺源性心脏病也有一定疗效，还能增强肿瘤患者对放疗、化疗的耐受力。

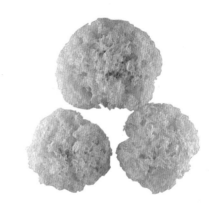

注意事项

风寒咳嗽，湿热生痰和外感口干者忌用。

经典论述

1.《本草问答》："治口干肺萎，痰郁咳逆。"

2.《增订伪药条辨》："治肺热肺燥，干咳痰嗽，衄血，咯血，痰中带血。"

3.《饮片新参》："清补肺阴，滋液，治劳咳。"

养生食谱

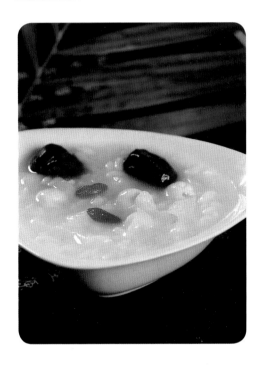

◆ 鲜橙红枣银耳汤

主　料：橙子 200 克，红枣 50 克，银耳 100 克，枸杞子 5 克，马蹄 20 克。

调　料：冰糖 20 克，蜂蜜 15 克。

做　法：

1. 鲜橙切成小粒，马蹄切成小粒备用。

2. 银耳泡软焯水。

3. 锅置火上，加清水、红枣、枸杞子、马蹄粒、冰糖熬制 20 分钟，银耳软烂即可装入碗中，鲜橙粒撒在银耳上即可。

◆ 莲子银耳粥

主　料：粳米 100 克。

辅　料：莲子 20 克，银耳 50 克，大枣 10 克。

调　料：冰糖 30 克。

做　法：

1. 莲子用冷水泡透去心。

2. 银耳泡开去蒂剪成小片，粳米洗净。

3. 把水烧开加入米、大枣、莲子同煮 10 分钟，放入银耳再煮成粥，最后放入冰糖即可。

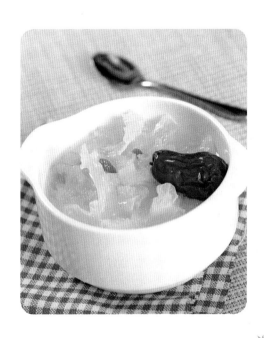

洋葱

增进食欲促消化

别　　　名　洋葱头、玉葱、圆葱。
性味归经　味甘、微辛，性温；归肝、脾、胃、肺经。
建议食用量　每餐50~100克。

营养成分

蛋白质、粗纤维、糖类、维生素A、维生素B、维生素C、前列腺素 A_1、磷、硒、钙、铁及多类氨基酸与咖啡酸、柠檬酸、槲皮酸、蒜辣素、苹果酸等。

抗抑郁原理

洋葱是天然的氧化酶抑制剂，含有杀菌力强的蒜辣素和抗氧化的微量元素硒，在有效刺激消化腺的分泌、增进食欲、帮助消化的同时，还有助于消除体内的自由基，以及增强新陈代谢、抗衰老的作用。

良方妙方

1. 失眠：洋葱1~2个用刀横竖十字切开，睡前放在枕边闻其辣味。

2. 糖尿病：洋葱洗净，用开水泡后，加适量酱油调味，当菜佐餐用，疗程不限。

食用功效

洋葱的防癌功效来自它富含的硒元素和槲皮素。硒是一种抗氧化剂，能刺激人体免疫反应，从而抑制癌细胞的分裂和生长，同时还可降低致癌物的毒性。而槲皮素则能抑制致癌细胞活性，阻止癌细胞生长。一份调查显示，常吃洋葱比不吃的人患胃癌的概率少25%，因胃癌致死者少30%。洋葱又有祛痰、利尿、发汗以及抑菌防腐等作用。

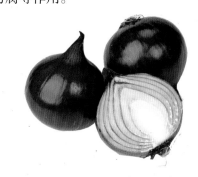

注意事项

洋葱不可过量食用，因为它易产生挥发性气体，过量食用会导致胀气和排气过多，给人造成不快。

经典论述

1. 《药材学》："新鲜的洋葱捣成泥剂，治疗创伤、溃疡及妇女滴虫性阴道炎。"

2. 《食物疗法》："洋葱中含有葱蒜辣素，有辛辣味，能催人流泪，食用后经呼吸道、泌尿道、汗腺排泄时，能轻微刺激管道壁的分泌，故有祛痰、利尿、发汗及预防感冒的作用。同时洋葱含有植物杀菌素，对链球菌、白喉杆菌、痢疾杆菌、沙门氏菌属和大肠杆菌等有杀伤及抑制作用。"

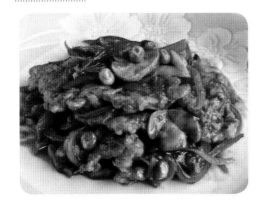

◆ 洋葱猪排

主　料：大排猪肉 600 克，洋葱 1 个。

调　料：酱油、糖、嫩肉粉、料酒、白胡椒粉、香油、玉米粉、植物油各适量。

做　法：

1. 将大排猪肉切片，以刀背拍松，放于大碗中，加入酱油、糖、嫩肉粉、料酒和白胡椒粉，加入 2 大匙水搅拌均匀，腌 10 分钟，再加入植物油 2 大匙，拌匀。洋葱洗净切丝备用。

2. 锅置火上，加植物油 3 大匙，油热后放入洋葱以高火爆香 3 分钟备用。

3. 肉片蘸上玉米粉，铺上洋葱丝，将酱油、香油和水调匀淋在肉片上，覆上微波薄膜，以强功率烹调 5 分钟即可。

◆ 酥香洋葱圈

主　料：洋葱 150 克。

辅　料：天罗粉 50 克，番茄沙司 30 克。

调　料：盐 2 克，味精、植物油各适量。

做　法：

1. 将洋葱去皮改刀成洋葱圈。

2. 将天罗粉加水调成糊加盐、味精和少许的油调匀。

3. 锅内加油烧热，用洋葱圈粘上糊入锅炸成金黄色即可。

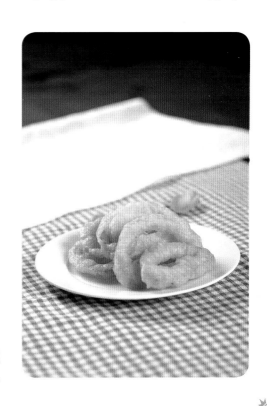

莲藕

养心安神解烦躁

别　　　名 连菜、藕、芙蕖。

性 味 归 经 味甘、涩，性寒；归心、脾、胃经。

建议食用量 每餐100~200克。

营养成分

蛋白质、碳水化合物、粗纤维、B族维生素、钙、磷、铁、胡萝卜素、硫胺素、核黄素、烟酸、抗坏血酸等。

抗抑郁原理

莲藕富含 B 族维生素，有很好的安神功效，能够缓解烦躁情绪，减轻压力。

良方妙方

1. 血虚失眠：鲜莲藕 500 克，以小火煨烂，切片后加适量蜂蜜，可随意食用，有安神助眠之功效。

2. 年老体虚、食欲不振：鲜莲藕 100 克洗净切成薄片，与粳米 100 克共煮粥。煮熟后加适量白糖调味食用。

3. 气血虚弱：莲藕 250 克，猪脊骨 300 克，炖熟食用，隔 3 天 1 次，2~4 次可见效。

4. 贫血、营养不良：莲藕 500 克，牛肉 300 克，红豆 30 克，生姜 3 片，蜜枣 5 个。全部用料放入锅内，加清水适量，武火煮沸后，文火煲 1 小时，调味佐膳。

食用功效

莲藕性寒，有清热凉血作用，可用来治疗热性病症；莲藕味甘多液，对热病口渴、咯血、下血者尤为有益；莲藕中含有黏液蛋白和膳食纤维，能与人体内胆酸盐、食物中的胆固醇及甘油三酯结合，使其从粪便中排出，从而减少人体对脂类的吸收。用莲藕加工制成的藕粉，味甘性平，能养血止血、养阴补脏、调中开胃、健脾止泻，为衰老、虚弱、久病之人的理想食品。

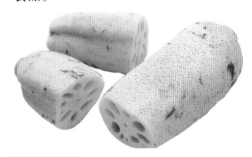

经典论述

1.《本草纲目》："藕节止血；莲心清热，安神；莲须固精止血；莲房止血，祛瘀；荷梗通气宽胸，通乳；荷叶清暑，解热；荷蒂安胎，止血；荷花清暑，止血。"

2.《饮膳正要》："主补中，益神益气，除疾，消热渴，散血。"

3.《本草经疏》："熟者甘温，能健脾开胃，益血补心，故主补五脏，实下焦，消食，止泄，生肌，及久服令人心欢止怒也。"

养生食谱

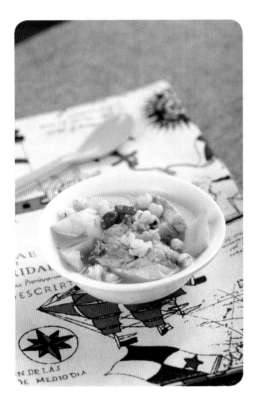

◆ 鸡肉炒藕丝

主　料： 鸡肉 50 克，莲藕 200 克。

调　料： 干红辣椒、酱油、白砂糖、植物油各适量。

做　法：

1.将鸡肉、干辣椒和藕均切成丝。

2.起锅放油，烧热后放入干辣椒丝，炒到有香味时，加鸡肉丝。

3.炒到收干时加藕丝，炒透后加酱油、糖调味，装盘即可。

◆ 莲藕薏米排骨汤

主　料： 排骨 300 克，莲藕 100 克，薏米 20 克。

调　料： 盐适量。

做　法：

1.莲藕洗净，切厚片，薏米洗净，排骨氽水。

2.锅置火上，加水适量，水开后将上述食材全部放入，改慢火煮 2 小时，最后放盐调味即可。

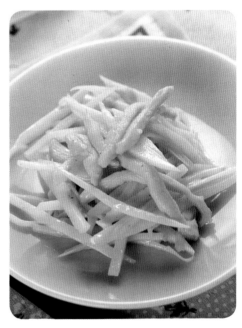

小白菜
缓解情绪富含镁

别　　　名	鸡毛菜、油白菜。
性味归经	味甘，性平；归肺、胃、大肠经。
建议食用量	每餐 100~200 克。

营养成分

蛋白质、脂肪、碳水化合物、叶酸、膳食纤维、维生素 A、胡萝卜素、硫胺素、核黄素、烟酸、维生素 C、维生素 E、钙、磷、钾、钠、碘、镁、铁等。

抗抑郁原理

小白菜含丰富的镁元素，镁对大脑中快乐神经传递素血清素起着重要的调节作用，镁能作用于神经，有益于保持免疫系统健康，帮助缓解情绪。

良方妙方

1. 胃溃疡：小白菜 250 克洗净、切碎，盐腌 10 分钟，绞汁加糖饮用，每日 3 次，空腹服用。

2. 防治"三高"：将小白菜梗切小块，加葱段、姜片、少许辣椒、极少植物油下锅，速加陈醋小炒。经常食用可软化、扩张血管，缓解高血压，抑制血糖值升高。还可辅助治疗感冒，杀伤各种病菌。

3. 预防肿瘤：小白菜、黄豆芽各适量，清炒，二者同食，可减少体内乳酸堆积，消除疲劳，起到预防直肠癌等多种消化道恶性肿瘤的作用。

食用功效

中医认为，小白菜味苦微寒，养胃和中，通畅利胃。小白菜是蔬菜中含矿物质和维生素最丰富的蔬菜之一，可煮食或炒食，亦可做成菜汤或者凉拌食用。小白菜所含营养成分与大白菜相近似，但其中钙的含量较高。小白菜性喜冷凉，几乎一年四季都可生产，但从营养角度看，冬春季是小白菜食用的最佳季节。

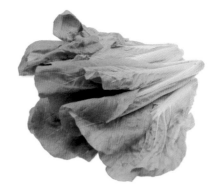

注意事项

脾胃虚寒、大便溏薄者不宜多食。

经典论述

1.《名医别录》："主通利肠胃，除胸中烦，解酒渴。"

2.《食疗本草》："治消渴，又消食，亦少下气。"

养生食谱

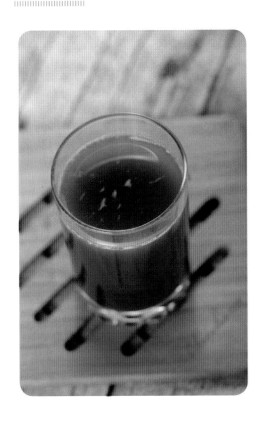

◆ 蘑菇小白菜

主　料：小白菜 300 克，金顶菇 100 克。

调　料：红、青椒各 20 克，盐 5 克，胡椒粉 3 克，植物油、葱花、姜丝、水淀粉各适量。

做　法：

1. 金顶菇泡发；小白菜洗净切成段；红、青椒切成菱形块。

2. 热锅放油，油至七成热时下葱花、姜丝爆香。

3. 下入小白菜段、金顶菇翻炒均匀，蘑菇将熟时，放盐、胡椒粉及红、青椒块进行调味。

4. 出锅前，用少量水淀粉勾芡即可。

◆ 小白菜汁

主　料：小白菜 500 克。

做　法：

1. 将小白菜择好、洗净，置沸水锅中煮 3~5 分钟。

2. 放入榨汁机中加纯净水榨汁，过滤后即可饮用。

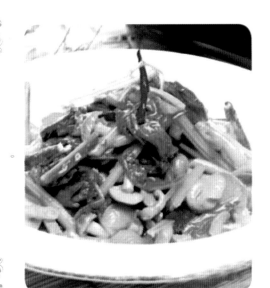

豆腐

预防产后抑郁症

别　　　名　水豆腐。

性味归经　味甘、咸，性寒；归脾、胃、大肠经。

建议食用量　每日100克。

营养成分

蛋白质、脂肪、碳水化合物、纤维素、异黄酮、叶酸、铁、镁、钾、铜、钙、锌、磷、硒、维生素 B_1、卵磷脂、维生素 B_6 等。

抗抑郁原理

豆腐中含有的异黄酮具有类似雌激素的作用，能调节产妇生产前后体内的雌激素水平，具有抑制抑郁症的效果，所以多吃豆腐对预防产后抑郁效果显著。

良方妙方

1. 动脉硬化、高血压、高脂血症、冠心病：豆浆汁500克，粳米50克，砂糖或细盐适量。将豆浆汁、粳米同入砂锅内，煮至粥稠，以表面有粥油为度，加入砂糖或细盐即可食用。每日早晚餐，温热食。

2. 自汗：豆腐皮，每食一张，用热黑豆浆送下。

3. 痰喘：取豆腐500克，当中挖一窝，内装红糖100克，白糖100克，连碗放锅内煮25分钟，1次吃完，每天1次，连服3~4天。

食用功效

中医认为，豆腐有宽中益气、调和脾胃的作用。除此之外，豆腐还有增加营养、帮助消化、增进食欲的功能，对牙齿、骨骼的生长发育也颇为有益；豆腐不含胆固醇，是高血压、高血脂、高胆固醇症及动脉硬化、冠心病患者的药膳佳肴，也是病弱者及老年人补充营养的食疗佳品；豆腐含有丰富的植物雌激素，对防治骨质疏松症有良好的功效。

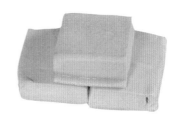

注意事项

痛风患者和血尿酸浓度增高的患者忌食；脾胃虚寒，经常腹泻便溏者忌食。

经典论述

1. 《医林纂要》："豆腐清肺热，止咳，消痰。"

2. 《本草求真》："治胃火冲击，内热郁蒸，症见消渴、胀满，并治赤眼肿病。"

3. 《随息居饮食谱》："清热，润燥，生津，解毒，补中，宽肠，降浊。"

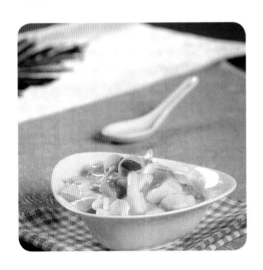

◆ 杏仁苹果豆腐羹

主　料：豆腐 3 块，杏仁 20 粒，苹果 1 个，冬菇 4 只。

调　料：食盐、植物油、白糖、味精各少许，淀粉适量。

做　法：

1. 将豆腐切成小块，置水中泡一下捞出；冬菇洗净，切碎，和豆腐煮至滚开，加上食盐、菜油、糖，用淀粉同调成芡汁，制成豆腐羹。

2. 杏仁用温水浸泡，去皮；苹果洗净去皮切成粒，同搅成茸。

3. 豆腐羹冷却后，加上杏仁、苹果糊、味精拌匀，即成杏仁苹果豆腐羹。

◆ 蟹黄珍菌嫩豆腐

主　料：嫩豆腐 1 盒。

辅　料：蟹味菇 50 克，青红椒 20 克。

调　料：盐 5 克，鸡粉 3 克，水淀粉 20 毫升，鸡油 20 毫升，葱姜 10 克，植物油适量。

做　法：

1. 将嫩豆腐改刀成大块。

2. 蟹味菇去根洗净焯水。

3. 青红椒洗净切成丁。

4. 锅烧热爆香葱姜，放入适量清汤加入豆腐、蟹味菇和青红椒、盐、鸡粉调好味烧开，豆腐入味后勾芡，淋少许鸡油即可。

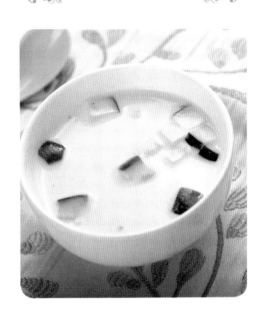

第三节　抗抑郁的水果干果

金橘

·—3·行气解郁能化痰

别　　　名　洋奶橘、牛奶橘、金枣。

性 味 归 经　味辛、甘、酸，性温，归肝、肺、脾、胃经。

建议食用量　每次30~50克。

营养成分

金橘果实含金柑苷；果皮含维生素C；果肉含有机酸，主要有枸橼酸、异枸橼酸、苹果酸、类胡萝卜素、维生素C、维生素P、维生素B_1和氨基酸等。另含钙、镁、钠、钾、磷等。

抗抑郁原理

金橘具有行气解郁、消食化痰、生津利咽的功效，适合抑郁症患者食用。

良方妙方

1. 咳嗽：金橘50个，白萝卜1个，两者洗净，共同榨汁口服。有下气、化痰、止咳的功效。

2. 感冒：金橘5个，生姜3片，若湿重可加藿香10克。金橘拍破，同生姜用沸水浸泡后饮用。有宣肺解表的功效。

食用功效

金橘果实含丰富的胡萝卜素，可预防色素沉淀、增进皮肤光泽与弹性、减缓衰老、避免肌肤松弛生皱；也可预防血管病变及癌症，能理气止咳、健胃、化痰、预防哮喘及支气管炎；金橘含维生素P，是维护血管健康的重要营养素，能强化微血管弹性，可作为高血压、血管硬化、心脏疾病之辅助调养食物。金橘80%的维生素C都存于果皮中，果皮对肝脏之解毒功能、眼睛的养护、免疫系统之保健皆颇具功效，而且金橘的果皮比果肉甜。

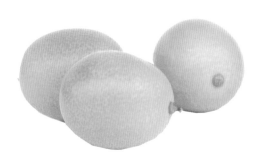

经典论述

1.《本草纲目》："下气快膈，止渴解醒，辟臭。皮尤佳。"

2.《随息居饮食谱》："醒脾，辟秽，化痰，消食。"

3.《中国药植图鉴》："治胸脘痞闷作痛，心悸亢进，食欲不佳，百日咳。"

养生食谱

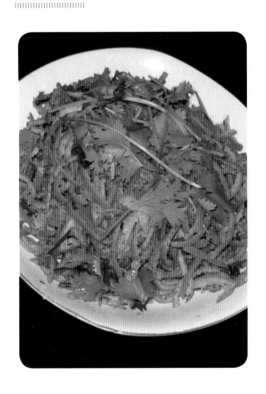

◆ 金橘甜绿茶

主　料：金橘 50 克，枸杞子 10 克，绿茶 1 小包。

辅　料：冰糖 1 小匙。

做　法：

1. 枸杞子洗净，用水泡软；金橘洗净，一起放入榨汁机中，加入冷开水 500 毫升，搅拌成泥。

2. 倒入锅中，用小火煮滚，放入冰糖，煮至溶化后熄火。

3. 在杯中放入绿茶茶包，冲入做法 2 的汤汁，约 3 分钟后，取出茶包，搅拌均匀，即可饮用。

◆ 凉拌橘皮丝

主　料：鲜橘皮 2~3 个。

调　料：白糖适量。

做　法：

1. 鲜橘皮切细丝，放入碗内，入屉略蒸 10 分钟左右。

2. 取出放凉，拌入适量白糖即可。

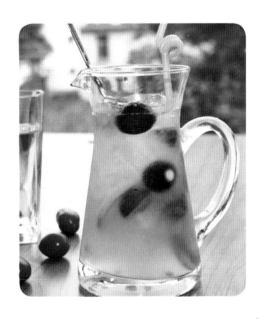

樱桃

补血益气缓衰老

别　　　名	朱樱、朱桃、英桃。
性味归经	味甘，性温，归脾、胃、肾经。
建议食用量	15~60克，或浸酒。

营养成分

蛋白质、膳食纤维、碳水化合物、糖、枸橼酸、酒石酸、胡萝卜素、维生素C、花青素、铁、钙、磷等。

抗抑郁原理

樱桃中所含花青素能够"制造"快乐，且富含矿物质、维生素等，能促进新陈代谢、美容养颜、减缓衰老，特别适用于肺气亏虚、肝气郁结引起的情绪抑郁、悲观。

良方妙方

1. 情绪抑郁、悲观：鲜樱桃2000克，适量的白糖。樱桃洗干净，加水煎煮20分钟后，再加白糖继续煮5分钟即可食用。

2. 肝肾不足、视物昏花、遗精早泄及气血亏虚、体倦乏力、食少泄泻：鲜樱桃1000克，洗净，放入锅中，加水200毫升，用火煮烂，去渣，加白糖适量拌匀，继续加热，浓缩成膏即成。每日早晚食2次，每次1~2匙。

食用功效

樱桃含铁量为水果之冠，含胡萝卜素高出苹果、葡萄5倍，对防治贫血、护眼大有益处。中医认为，其味甘、酸、性微温，能健脾和胃、滋补肝肾、养血美肤、强健筋骨、生津止渴、涩精止泻，凡脾胃虚弱、血虚、肝肾不足，以及皮肤病及烧烫伤等均宜食之，且鲜食为佳。

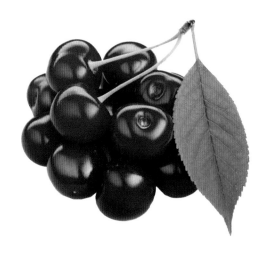

注意事项

湿热证及糖尿病患者不宜食用，有溃疡症状者慎用。

经典论述

1.《名医别录》："主调中，益脾气。"

2.《滇南本草》："治一切虚症，能大补元气，滋润皮肤；浸酒服之，治左瘫右痪，四肢不仁，风湿腰腿疼痛。"

3.《常用中草药手册》："清血热，补血补肾，预防喉症。"

养生食谱

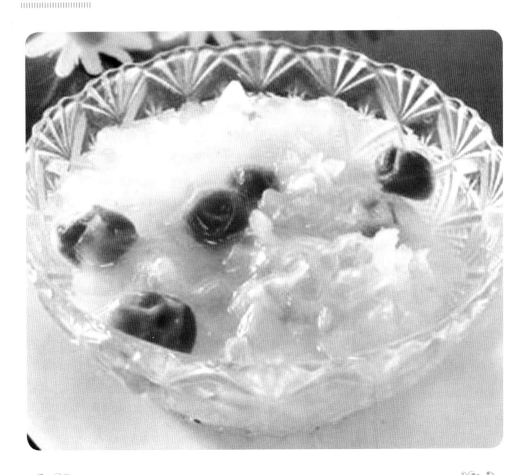

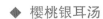 樱桃银耳汤

主　　料：银耳 30 克，红樱桃脯 20 克，冰糖适量。

做　　法：

1.银耳用温水泡发后去掉根，洗净，上蒸笼蒸 10 分钟。

2.汤锅加清水、冰糖，微火溶化后放入樱桃脯，再用旺火烧沸，起锅倒入银耳碗内即可。

菠萝

消食止泻壮精神

别　　　名　番梨、露兜子、凤梨。

性 味 归 经　味甘、微酸，性平；归胃、肾经。

建议食用量　每次 100~200 克。

营养成分

糖类、蛋白水解酶、有机酸、蛋白质、脂肪、膳食纤维素、钙、磷、铁、钾、镁、维生素 A、维生素 B$_1$、维生素 B$_2$、维生素 C、维生素 P 等。

抗抑郁原理

菠萝中含有丰富的钾、镁等碱性物质，能够帮助人体制造"快乐激素"，有助改善人的情绪、克服精神忧郁，食用后令人备感轻松愉快。

良方妙方

1. 虚热烦渴、消化不良：菠萝肉 250 克，洗净，绞汁，加冷开水 1 杯，精盐适量，拌匀，分两次服用。

2. 低血压眩晕、手足软弱无力：将菠萝肉 250 克，鸡脯肉 100 克，分别洗净，切成薄片。先放鸡脯肉片和盐，炒至半熟，再放菠萝同炒，注入适量清水，加盖片刻，焖至熟透，下味精、胡椒粉，炒匀。单食或佐餐。

3. 支气管炎：菠萝肉 100 克，盐水稍泡，洗净切片。茅根 50 克，洗净，切段。加水 600 毫升，将二者放入水中，煎至 300 毫升，去渣，加入蜂蜜，继续加热烧开。饮服即可。

食用功效

菠萝具有健胃消食、补脾止泻、清胃解渴等功效；菠萝中所含的糖、盐类和酶有利尿作用，适当食用对肾炎、高血压病患者有益；菠萝蛋白酶能有效分解食物中蛋白质，增加肠胃蠕动，菠萝在饭后食用，能开胃顺气，解油腻，帮助消化。

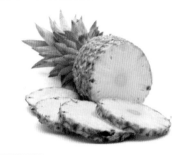

注意事项

菠萝虽然诱人，但患有湿疹和疥疮的人不能吃菠萝。菠萝中含生物苷会刺激口腔黏膜，食用后使人感觉口腔涩痒；其菠萝蛋白酶会使某些人食后过敏，因此，吃鲜菠萝时最好削皮切块，用盐水浸泡，从而破坏菠萝蛋白酶的活性，避免过敏。

经典论述

《本草纲目》："菠萝能补脾胃，固元气，制伏亢阳，扶持衰土，壮精神，益气，宽痞，消痰，解酒毒，止酒后发渴，利头目，开心益志。"

养生食谱

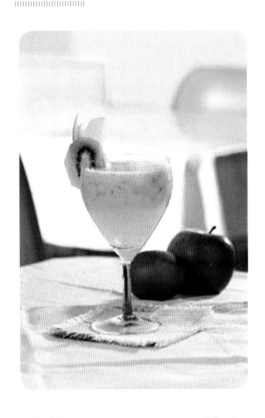

◆ 菠萝炒虾球

主　料： 大虾仁 200 克，菠萝 100 克，芦笋 30 克，鲜菊花 1 朵。

辅　料： 葱 5 克，姜 3 克，植物油适量。

调　料： 番茄酱 15 克，白糖 25 克，盐 2 克，淀粉 15 克。

做　法：

1. 大虾仁去虾线腌制入味拉油备用。

2. 菠萝去皮切成滚刀块，放入淡盐水中备用。

3. 锅置火上，锅内放少许油，爆香葱姜下番茄酱炒出红油，再放入虾球、菠萝，加盐、白糖翻炒均匀，勾少许芡，撒上鲜菊花瓣即可。

◆ 猕猴桃菠萝苹果汁

主　料： 猕猴桃 1 个，菠萝半个，苹果 1 个。

做　法：

1. 猕猴桃用勺将果肉挖出。

2. 苹果洗净，去核，切块。

3. 菠萝去皮，切块，用淡盐水浸泡 10 分钟。

4. 将猕猴桃、苹果和菠萝倒入榨汁机中，加适量凉开水，搅打成汁即可。

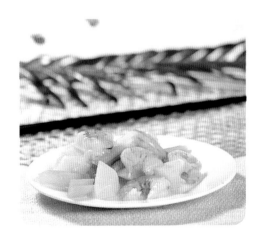

桂圆
补血安神养心脾

别　　　　名　益智、龙眼、比目。

性味归经　味甘，性温，归心、脾经。

建议食用量　每天5颗左右。

营养成分

蛋白质、脂肪、葡萄糖、蔗糖、酒石酸、维生素C、维生素A、维生素B、维生素K、烟酸、铁、钙、磷、钾、氨基酸、皂素、鞣质、胆碱等。

抗抑郁原理

桂圆是补血益心之佳果，益脾长智之要药。含有丰富的葡萄糖、蔗糖、酒石酸、维生素A、维生素B等物质，这些物质能营养神经和脑组织，从而调整大脑皮层功能，增强记忆，消除疲劳，对神经衰弱、失眠和抑郁症患者有显著的疗效。

良方妙方

1.思虑过度，劳伤心脾，虚烦不眠：桂圆干15克，粳米60克，莲子10克，芡实15克，加水煮粥，并加白糖少许。

2.心悸怔忡：桂圆干，每日嚼食30克。

3.失眠、心悸：桂圆干、炒酸枣仁各10克，芡实12克，煮汤睡前饮。

食用功效

桂圆含有多种营养物质，有补血安神、健脑益智、补养心脾的功效。研究发现，桂圆对子宫癌细胞的抑制率超过90%，妇女更年期是妇科肿瘤好发的阶段，适当吃些桂圆有利健康。桂圆有补益作用，对病后需要调养及体质虚弱的人有辅助疗效。

桂圆还可治疗贫血和因缺乏烟酸造成的皮炎、腹泻、痴呆甚至精神失常等疾病，对其保健功效。李时珍说"食品以荔枝为美，滋益则龙眼为良"。在食籍中也多有记载。今为民间常用滋补食品之一。

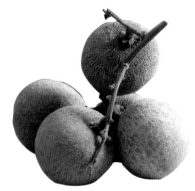

注意事项

脾胃虚寒者不宜多服。

经典论述

1.《日用本草》："益智宁心。"

2.《得配本草》："益脾胃，保心血，润五脏，治怔忡。"

3.《泉州本草》："壮阳益气，补脾胃。"

养生食谱

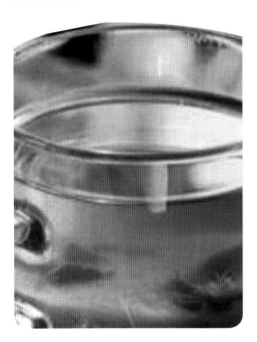

◆ 小米桂圆粥

主　料：小米 200 克，桂圆 20 克，红糖 10 克。

做　法：小米和桂圆洗净，将锅置火上，放入适量清水、小米，先用大火煮沸，加入桂圆肉，改用小火煮至粥熟，调入适量红糖即可食用。

◆ 桂圆酒茶

主　料：桂圆肉 20 克。

辅　料：红糖、香油和米酒适量。

做　法：将桂圆放入锅中，加入两杯清水一起煮，加入红糖、香油和米酒，煮至沸腾即可饮用。

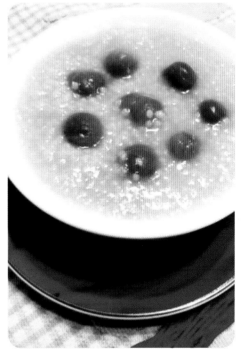

香蕉

清热润肠的"快乐食品"

别　　　名　蕉子、蕉果、甘蕉。

性 味 归 经　味甘，性寒；归肺、大肠经。

建议食用量　每日1~2个。

营养成分

糖类、碳水化合物、蛋白质、淀粉、粗纤维、钾、磷、钙、镁、锰、锌、铜、铁等。

抗抑郁原理

香蕉在人体内能帮助大脑制造一种化学成分——血清素，这种物质能刺激神经系统，给人带来欢乐、平静及瞌睡的信号，甚至还有镇痛的效果。因此，非常适合于狂躁不安和心情抑郁的人食用。

良方妙方

1. 失眠：香蕉100~150克，煎汤服用。

2. 高血压、动脉硬化、冠心病：每日吃香蕉4只。连续服用数日，有疗效。

3. 便秘：香蕉3只，冰糖30克。将香蕉剥皮，与冰糖共炖，每日2次，连用3日。

4. 牙痛：香蕉2只，煎热汁1碗，含漱。

食用功效

香蕉含有大量糖类物质及其他营养成分，可充饥、补充营养及热量；香蕉性寒能清肠热，味甘能润肠通便，可治疗热病烦渴等症；香蕉能缓和胃酸的刺激，保护胃黏膜；香蕉属于高钾食品，钾离子可强化肌力及肌耐力，因此特别受运动员的喜爱，同时钾对人体的钠具有抑制作用，多吃香蕉，可降低血压，预防高血压和心血管疾病。

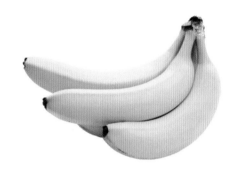

注意事项

进食过多，会导致胃肠功能障碍。空腹吃香蕉会使人体中的镁元素骤然升高，对心血管产生抑制作用，不利于身体健康。

经典论述

1.《日用本草》："生食破血，合金疮，解酒毒；干者解肌热烦渴。"

2.《本草求原》："止咳润肺解酒，清脾滑肠，脾火盛者食之，反能止泻止痢。"

养生食谱

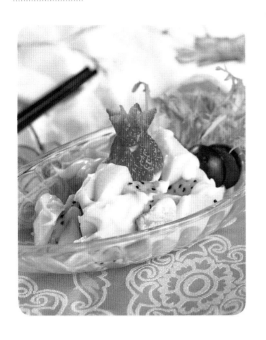

◆ 香蕉粳米粥

主　料：新鲜香蕉250克，粳米100克。

调　料：冰糖适量。

做　法：

1. 先将香蕉去皮，切成丁状。

2. 粳米淘洗干净，以清水浸泡2小时后捞出沥干。

3. 将锅放火上，倒入1000毫升清水，加入粳米，用旺火煮沸，再加入香蕉丁、冰糖，改用小火熬30分钟即成。

◆ 苹果香蕉沙拉

主　料：苹果150克。

辅　料：香蕉100克，柠檬半个。

调　料：沙拉酱50克，盐2克，酸奶1盒。

做　法：

1. 将苹果洗净去皮切成滚刀块。

2. 香蕉去皮切成滚刀块。

3. 沙拉酱加盐、酸奶、柠檬汁拌匀，放入苹果、香蕉拌匀即可。

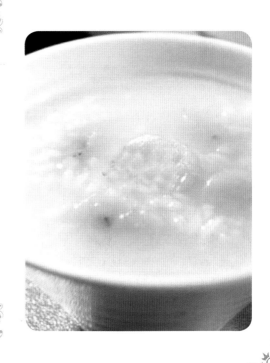

苹果

健脾补气又安神

别 名	滔婆、柰、柰子。
性味归经	味甘、酸，性平；归脾、肺经。
建议食用量	每日 1~2 个。

营养成分

糖类、蛋白质、脂肪、粗纤维、钾、钙、磷、铁、锌、镁、硫、铜、碘、锰、胶质、有机酸、胡萝卜素、维生素 B_1、维生素 B_2、维生素 C、烟酸、山梨醇、香橙素、黄酮类化合物等。

抗抑郁原理

苹果有"智慧果""记忆果"的美称，苹果的香气对人的心理影响最大，它具有明显的消除心理压抑感的作用。临床使用证明，让精神压抑患者嗅苹果香气后，心境大有好转，精神轻松愉快，压抑感消失。实验还证明，失眠患者在入睡前嗅苹果香味，能较快安静入睡。

良方妙方

1. 高血压：可将苹果洗净绞汁服用，每次 100 毫升，每日 3 次，10 天为 1 个疗程。或每次吃 250 克苹果，每日 3 次。连续食用，有较好的辅助治疗作用。

2. 阴虚便秘：苹果 1 个（约 300克），生地黄 15 克，蜂蜜 30 克。生地黄煎水取汁 200 毫升。苹果洗净，去皮去核，切碎，榨汁，加入生地黄汁，调入蜂蜜即成。早晚温服。

食用功效

在空气污染的环境中，多吃苹果可改善呼吸系统和肺功能，保护肺部免受污染和烟尘的影响；苹果中含的多酚及黄酮类天然化学抗氧化物质，可以减少患癌的危险；苹果中富含粗纤维，可促进肠胃蠕动，协助人体顺利排出废物，减少有害物质对皮肤的危害；苹果中含有大量的镁、硫、铁、铜、碘、锰、锌等矿物质，可使皮肤细腻、润滑、红润有光泽。

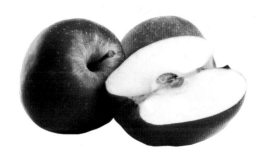

经典论述

1.《滇南本草图说》："治脾虚火盛，补中益气。同酒食治筋骨疼痛。搽疮红晕可散。"

2.《医林纂要》："止渴，除烦，解暑，去瘀。"

3.《随息居饮食谱》："润肺悦心，生津开胃，醒酒。"

养生食谱

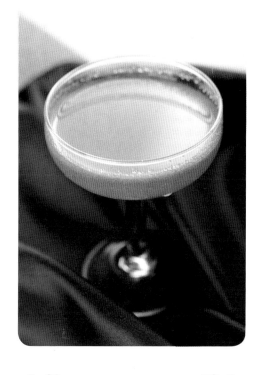

◆ 苹果鸡

主　料：鸡肉 500 克，苹果 2 个，水发口蘑 25 克。

调　料：葱、姜、酱油、白糖、盐、淀粉、清汤、植物油各适量。

做　法：

1. 将口蘑切成薄片；将鸡肉切成小块；苹果也切成小块。将鸡块冷水下锅氽烫好后捞出。

2. 锅置火上，倒入植物油后放入氽烫好的鸡块快炒，放入白糖和醋快速翻炒后，倒少许酱油上色，然后加入切好的苹果。

3. 加少许水，盖上盖子煮至汤汁收干出锅，出锅前勾少许芡即可。

◆ 苹果汁

主　料：苹果 2 个。

做　法：

1. 苹果洗净、去皮、去核，切成小块。

2. 放入榨汁机，搅打成汁，或者用手动式榨汁器碾压挤出果汁，煮沸即可。

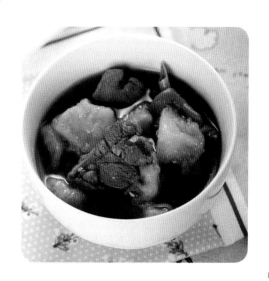

葡萄
强心健脑补气血

别　　　名　草龙珠、蒲桃、菩提子。

性味归经　味甘、酸，性平；归肺、脾、肾经。

建议食用量　每日100克。

营养成分

蛋白质、果胶、卵磷脂、葡萄糖、果酸、钙、钾、磷、铁、维生素 B_1、维生素 B_2、维生素 B_6、维生素 C、维生素 P、类黄酮、氨基酸等。

抗抑郁原理

葡萄富含糖分、卵磷脂、氨基酸、果胶、维生素和矿物质等，有营养强壮作用。《神农本草经》中说它"益气倍力，强志"。葡萄能健脑、强心、开胃、增加气力，故神经衰弱、失眠、抑郁者宜食。

良方妙方

1. 胃阴不足、热病烦渴：新鲜葡萄500克，捣烂、绞取汁液，小火熬至稍黏，按一倍量加入蜂蜜，加热至沸，停火待冷，装瓶，每次1汤匙，沸水化开代茶饮。

2. 肝肾不足、腰酸腿软：鲜葡萄30克，人参10克，白酒300毫升，浸泡3~5日，每次10毫升，日服2次。

3. 贫血、头晕心悸、四肢无力：鲜葡萄200克，洗净、榨汁、滤渣，即可食用。

食用功效

葡萄中的糖主要是葡萄糖，能很快被人体吸收；葡萄中含的类黄酮是一种强抗氧化剂，可抗衰老，并可清除人体内自由基；葡萄是水果中含复合铁元素最多的水果，是贫血患者的营养食品。把葡萄制成葡萄干后，糖和铁的含量会相对高，是妇女、儿童和体弱贫血者的滋补佳品。

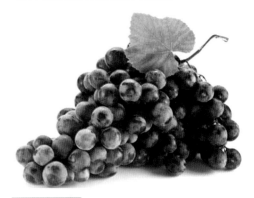

注意事项

多食令人烦闷眼暗，故不能多食。

经典论述

1.《随息居饮食谱》："补气，滋肾液，益肝阴，强筋骨，止渴，安胎。"

2.《陆川本草》："滋补强壮，补血，强心利尿。"

3.《本草纲目》："可以造酒，人饮之，则陶然而醉，故有是名。其圆者名草龙珠，长者名马乳葡萄，白者名水晶葡萄，黑者名紫葡萄。"

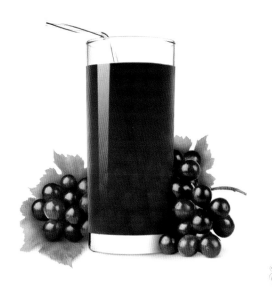

◆ 葡萄三明治

主　料： 全麦面包 1 个，鲜葡萄、葡萄果酱、乳酪粉、生菜、西红柿各适量。

做　法：

1. 将全麦面包放入微波炉或者烤箱中略烤一下，取出切成片。鲜葡萄洗净切开去籽。

2. 先在一片烤面包的表面抹上一层葡萄果酱，然后把鲜葡萄、西红柿、生菜放在上面，再撒上适量乳酪粉，用另一面包片夹着即可食用。

◆ 葡萄汁

主　料： 葡萄 150 克，苹果 1/2 个。

做　法：

1. 葡萄洗净去皮去籽，苹果洗净去皮去核切小块。

2. 将两种水果分别放入榨汁机中榨汁，然后将两种果汁混合煮沸。

3. 按 1 : 1 的比例兑入白开水，即可饮用。

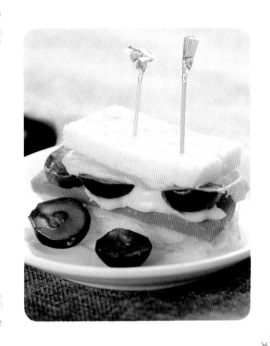

红枣

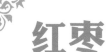

补中益气能安神

别　　　名　大枣、枣子。

性 味 归 经　味甘，性平、温；归
　　　　　　脾、胃经。

建议食用量　每 日 5~10 枚（50~
　　　　　　100 克）。

营养成分

蛋白质、膳食纤维、糖类、维生素、磷、钾、钠、钙、桦木酸、山楂酸、光千金藤碱、黄酮苷、大枣皂苷、大枣多糖等。

抗抑郁原理

红枣中含有一种活性物质，可以增强心肌收缩力，改善心肌营养，扩张血管，消除疲劳。因此，大枣常被用于治疗心情烦躁、抑郁、记忆力减退、失眠、眼底出血以及皮肤紫癜等。

良方妙方

1. 神经衰弱：大枣 8 枚，枸杞子 20~30 克，鸡蛋两个同煮。鸡蛋熟后，去掉外壳再煮一会儿，吃蛋喝汤。每日 1 次或隔日 1 次。

2. 虚劳烦闷不得眠：大枣 20 枚，葱白若干，水煎去渣顿服。

3. 气虚自汗：大枣 10 枚，乌梅肉 15 克，浮小麦 20 克，水煎服。

4. 血虚心悸、思虑过度、烦躁不安：大枣 10~15 枚，羊心 1 只（洗净切成小块），加适量水炖汤，用食盐调味服用。

食用功效

大枣是我国药食皆用的果品之一，既为美味，又补身体。鲜枣素有"天然维生素丸"之称，民间更提倡"天天吃大枣，青春永不老"。大枣能补益脾胃，故脾胃虚弱者常以大枣作食疗之品；大枣富含维生素 P，能保护人体的毛细血管，对防治高血压及心血管疾病有益；大枣含抗癌有效成分三萜类化合物，有抑制癌细胞增殖的作用，也能防止癌细胞转移、扩散。

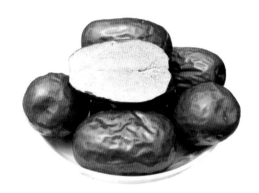

注意事项

凡有湿痰、积滞、齿病、虫病者，均不相宜。

经典论述

《神农本草经》："主心腹邪气，安中养脾，助十二经。平胃气，通九窍，补少气、少津液，身中不足，大惊，四肢重，和百药。"

养生食谱

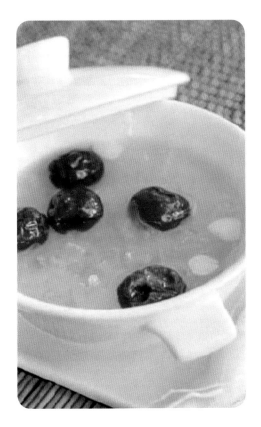

◆ 燕麦红枣山药汤

主　料：山药 150 克。

辅　料：燕麦 35 克，红枣 35 克。

调　料：冰糖 25 克，盐 2 克。

做　法：

1.先将燕麦洗净，加水入蒸箱蒸熟备用。

2.山药去皮洗净，切成小菱形块焯水。

3.砂锅加水、山药、燕麦、冰糖、红枣，小火煮至 20 分钟，山药软烂即可。

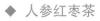

◆ 人参红枣茶

配　方：人参 3~5 克，大枣 10 颗。

做　法：在保温杯中放入人参片及去核的大枣，加沸水，盖上盖子，闷泡 15 分钟即可。

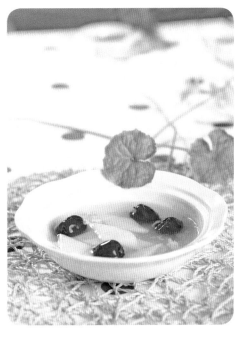

腰果

健脾养血补脑肾

别　　　名	鸡腰果、介寿果。
性 味 归 经	味甘，性温；归肺、脾经。
建议食用量	30~50克。

营养成分

脂肪、蛋白质、碳水化合、油脂、维生素 A、维生素 B_1、维生素 B_2、维生素 B5、锰、铬、镁、硒等。

抗抑郁原理

腰果中的脂肪成分主要是不饱和脂肪，该物质是大脑组织细胞代谢的重要物质，能滋养脑细胞，增强脑功能，改善心情抑郁、失眠症状。

良方妙方

1. 神经衰弱、失眠多梦：腰果、莲子、茯苓、薏米、芡实、藕粉、糯米各30克，白糖适量。将腰果等研细备用。取糯米煮粥，待熟时调入诸药粉、白糖等，煮至粥熟，分早、晚2次食用，每日1剂。

2. 肺虚咳嗽、纳差食少、大便秘结：腰果10枚，大米100克，白糖适量。将腰果研细备用。大米淘净，煮为稀粥，待熟时调入腰果、白糖，煮至粥熟食用，每日1剂。

食用功效

腰果含有丰富的油脂，可以润肠通便、润肤美容、延缓衰老。腰果含丰富的维生素 A，是优良的抗氧化剂，能使皮肤有光泽、气色变好。还具有催乳的功效，有益于产后乳汁分泌不足的妇女。腰果中含有大量的蛋白酶抑制剂，经常食用腰果可以提高人体抗病能力、增进性欲。

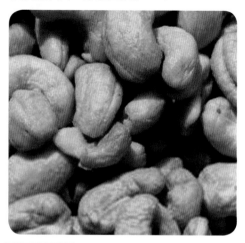

注意事项

腰果含有多种致敏原，过敏体质者吃了容易出现嘴巴刺痒、打喷嚏、流口水等症状，严重者甚至会引发过敏性休克。另外，腰果富含油脂，不适合肥胖人士多食。

经典论述

1.《本草拾遗》："主治渴、润肺、去烦、除痰。"

2.《海药本草》："主烦躁、心闷、痰鬲、伤寒清涕、咳逆上气。"

养生食谱

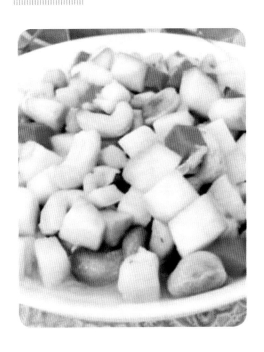

◆ **西芹腰果炒虾仁**

主　料：西芹 200 克，虾仁 50 克，腰果 50 克。

调　料：植物油、葱、姜、盐、胡椒粉各适量。

做　法：

1. 虾仁去虾线，洗净擦干后加入调味料腌渍 20 分钟。

2. 西芹、葱、姜洗净，西芹、葱切段、姜切片。

3. 锅中放入植物油烧热，放入腰果，转小火炒至腰果变色，捞出沥干，放入虾仁过油捞出沥干。

4. 锅中留 1 大匙植物油烧热，先放入葱、姜爆香，再放入虾仁及腰果同炒，最后加入盐及胡椒粉调味即可盛盘。

◆ **腰果鲜贝**

主　料：鲜贝 150 克，熟腰果 50 克，黄瓜半根。

调　料：料酒、姜片、胡萝卜、盐、味精、水淀粉和食用油适量。

做　法：

1. 鲜贝洗净后焯烫，捞出，沥干；黄瓜洗净，切丁。

2. 食用油烧热，放姜片爆香，放入鲜贝和料酒翻炒；放入腰果和黄瓜、胡萝卜，放盐和味精调味，勾芡即可。

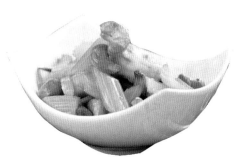

核桃
补脑益智助安眠

别　　　名　核桃仁、胡桃。

性味归经　味甘，性温；归肾、肺、大肠经。

建议食用量　每次5~10个。

营养成分

蛋白质、脂肪、亚油酸、油酸、亚麻酸、烟酸、泛酸、维生素 B_1、维生素 B_2、维生素 B_6、维生素 E、叶酸、铜、镁、钾、磷、钙、铁等。

抗抑郁原理

核桃仁含有亚油酸、亚麻酸，以及丰富的蛋白质、磷、钙和多种维生素，能强化脑血管弹力和促进神经细胞的活力，提高大脑的生理功能，缓解疲劳和压力，常用于辅助治疗神经衰弱、失眠、健忘、多梦、抑郁等症。

良方妙方

1. 神经衰弱：核桃仁、黑芝麻各30克，桑叶60克，共捣烂如泥为丸（每丸重3克），每次3丸，每日2次。

2. 肾虚腰痛：核桃仁60克，切细，注以热酒，另加红糖调服。

3. 高血压：桃仁10~15克，粳米50~100克。先将桃仁捣烂如泥，加水研汁去渣，同粳米煮为稀粥。每日服1次，7~10日为1个疗程。

食用功效

核桃仁含有大量维生素E，经常食用有润肌肤、乌须之功效，可使皮肤滋润光滑，富于弹性；核桃仁有防止动脉硬化、降低胆固醇的作用；当感到疲劳时，嚼些核桃仁，有缓解疲劳和压力的功效。核桃仁中钾含量很高，适合高血压患者食用。

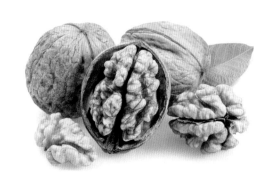

注意事项

腹泻、阴虚火旺、痰热咳嗽、便溏腹泻、内热盛及痰湿重者均不宜食用。

经典论述

1.《本草拾遗》："食之令人肥健。"

2.《医学衷中参西录》："胡桃，为滋补肝肾、强健筋骨之要药，故善治腰疼腿痛，一切筋骨疼痛。为其能补肾，故能固齿牙，乌须发，治虚劳喘嗽，气不归元，下焦虚寒，小便频数，女子崩带诸症。其性又能消坚开瘀，治心腹疼痛，砂淋、石淋堵塞作痛。"

养生食谱

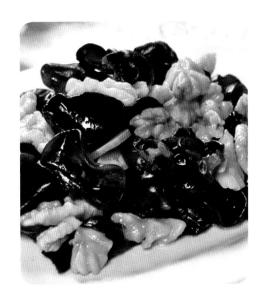

◆ 酱爆桃仁鸡丁

主　料：鸡丁300克，干桃仁100克。

调　料：甜面酱15克，味精2克，白糖15克，香油2毫升，淀粉、料酒、植物油各适量。

做　法：

1. 鸡丁上浆滑油备用。

2. 核桃仁轻炸熟备用。

3. 锅内放油加入甜面酱、盐、白糖、味精、料酒调好口味，放入鸡丁、核桃仁翻炒均匀，淋香油即可。

◆ 凉拌核桃黑木耳

主　料：黑木耳150克，核桃碎50克。

辅　料：红绿辣椒适量。

调　料：姜、蒜、调味料各适量。

做　法：

1. 黑木耳洗净撕小块，红绿辣椒切丝，姜蒜切末。

2. 黑木耳、红绿辣椒丝焯水，备用。

3. 核桃碎用小火炒香。

4. 碗中放入黑木耳、红绿辣椒丝、核桃碎和姜、蒜末，加入调味料拌匀即可。

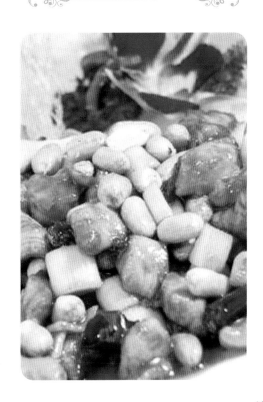

葵花子

安定情绪疗失眠

别　　　名　向日葵子、天葵子。

性味归经　味甘，性平。

建议食用量　15~30克。

营养成分

蛋白质、糖类、胡萝卜素、麻油酸、维生素、色氨酸、酪氨酸及锌、铁、钾、镁等。

抗抑郁原理

葵花子富含色氨酸与酪氨酸，能提高大脑分泌多巴胺的水平，影响人的情绪，所以葵花子有安定情绪、治疗失眠、增强记忆力的作用。

良方妙方

1.失眠、神经衰弱：葵花子50克，酸奶1杯，每晚边吃边饮。

2.高血压：生葵花子，每日1把去皮吃。或向日葵叶30克(鲜的用60克)，用药罐煎汤，每日分3次服。

3.血痢：葵花子30克。冲开水炖1小时，加冰糖服。

食用功效

葵花子营养丰富，它含有丰富的植物油脂、胡萝卜素、麻油酸等，并含有蛋白质、糖类，多种维生素及锌、铁、钾、镁等微量元素。葵花子富含

亚油酸，不仅有助于降低人体血液胆固醇水平，还有益于保护心血管健康。葵花子具有防止贫血、治疗失眠、增强记忆力的作用，对癌症、动脉粥样硬化、高血压、冠心病、神经衰弱都有一定预防功效。

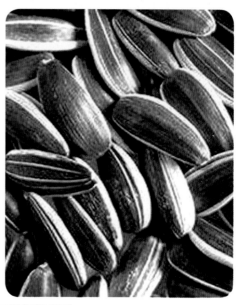

注意事项

需要注意的是炒后的葵花子，多食易导致口干、口疮、牙痛等症状。

经典论述

1.《全国中草药汇编》："滋阴，止痢，透疹。用于食欲不振，虚弱头风，血痢，麻疹不透。"

2.《中药大辞典》："治血痢，透痈脓。"

3.《中华本草》："透疹，止痢，透痈脓。主疹发不透，血痢，慢性骨髓炎。"

养生食谱

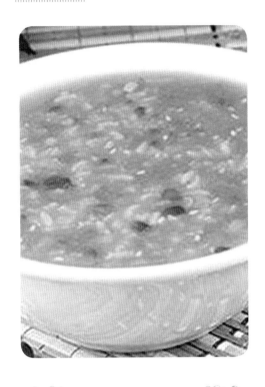

◆ 葵花子粥

主　料：糯米、葵花子各
100克。

调　料：盐适量。

做　法：

1.糯米洗净，用冷水浸泡半
小时后，捞出，沥干水分。

2.将生葵花子去壳。

3.往锅中放入冷水、葵花子
仁、糯米，先用旺火煮沸，
再改用文火煮15分钟，加
入盐调味，即可食用。

◆ 瓜子饼干

主　料：瓜子仁50克，普通面
粉85克，玉米淀粉55克，蛋
黄1个。

辅　料：白糖、泡打粉、苏打
粉、花生油各适量。

做　法：

1.将面粉、玉米淀粉掺在一起，
再倒入苏打粉和泡打粉拌匀。

2.倒入白糖和瓜子仁拌匀。

3.加入打散的蛋黄和花生油，
用手轻轻地抓匀，并揉成团。

4.在烤盘中分成一个个小圆球，
用手指压扁。

5.烤箱预热，将烤盘放入中层，
170℃高温烤制20分钟即可。

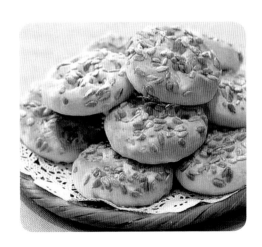

第四节 抗抑郁的水产肉蛋奶

牡蛎肉
养血安神治失眠

别　　　名	生蚝、蛎蛤、牡蛤。
性味归经	味咸、涩，性微寒；归肝、心、肾经。
建议食用量	30~50克。

营养成分

糖原、牛磺酸、谷胱甘肽、维生素A、维生素B_1、维生素B_2、维生素D、硒、铜、锌、铁、钡、磷、钙等。

抗抑郁原理

牡蛎肉能治疗失眠烦热、心神不安。《医林纂要》认为，牡蛎肉"清肺补心，滋阴养血"。崔禹锡《食经》亦载："治夜不眠，志意不定。"故心情抑郁、阴虚烦热失眠、心神不安、神经衰弱之人食之颇宜。

良方妙方

1.晕眩：生牡蛎、生龙骨各30克，菊花15克，枸杞子、何首乌各20克，水煎服，每日2次。

2.自汗或盗汗：煅牡蛎、黄芪、浮小麦各15克，生白芍9克，水煎服。

食用功效

牡蛎含18种氨基酸、肝糖原、B族维生素、牛磺酸和钙、磷、铁、锌等营养成分，常吃可以提高机体免疫力；牡蛎中所含的多种维生素与矿物质特别是硒可以调节神经、稳定情绪；牡蛎中钙含量接近牛奶，铁含量为牛奶的21倍，食后有助于骨骼、牙齿生长；牡蛎富含核酸，能延缓皮肤老化，减少皱纹的形成。

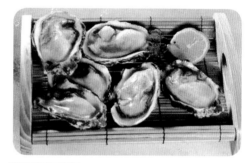

注意事项

急慢性皮肤病患者忌食；脾胃虚寒，慢性腹泻便溏者不宜多吃。

经典论述

《名医别录》："除留热在关节荣卫，虚热去来不定，烦满；止汗，心痛气结，止渴，除老血，涩大小肠，止大小便，疗泄精，喉痹，咳嗽，心胁下痞热。"

养生食谱

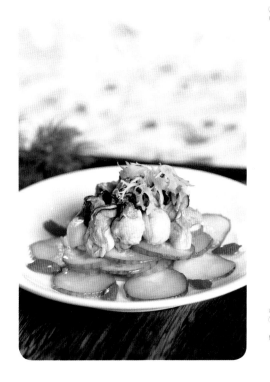

◆ 蒜蓉蒸牡蛎

主　料：牡蛎 100 克。

辅　料：蒜蓉、粉丝各 50 克。

调　料：美极鲜 1 毫升，豉油、盐、鸡粉、香油各适量。

做　法：

1. 牡蛎洗净。

2. 粉丝用温水泡软，将粉丝和牡蛎用美极鲜、豉油、盐、鸡粉、香油拌匀，粉丝垫底，牡蛎摆在上边放入蒸箱蒸 3 分钟出锅即可。

◆ 温拌牡蛎肉

主　料：牡蛎 300 克。

辅　料：黄瓜片 50 克。

调　料：捞汁 5 克，葱油 2 毫升，盐 1 克，麻椒油 2 毫升。

做　法：

1. 牡蛎洗净取肉轻焯水备用。

2. 将黄瓜洗净切成片备用。

3. 取容器放入牡蛎与黄瓜片，加盐、葱油、麻椒油拌匀，淋入捞汁即可。

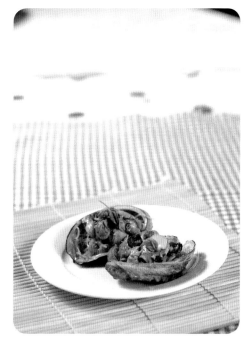

猪心
养血镇静安心神

别　　　名　豚心、豕心。

性 味 归 经　味甘、咸，性平，归心经。

建议食用量　50~80克。

营养成分

蛋白质、脂肪、钙、磷、铁、维生素 B_1、维生素 B_2、维生素 C 以及烟酸等。

抗抑郁原理

中医有"以形补形"的说法，现代医学研究表明食用猪心对心脏也有益处。猪心营养丰富，含有丰富的蛋白质及铁、磷、钙等矿物质，对精神恍惚、心虚多汗、心悸怔忡、失眠多梦患者大有益处。

良方妙方

1. 神经衰弱：猪心 1 个切开，放入黄参、当归各 25 克，一起蒸熟，去药，吃猪心并且喝汤。

2. 神衰自汗，失眠健忘：猪心 1 个，把柏子仁 10 克放入猪心内，封口，上锅加水炖熟食用。

3. 精神分裂症：猪心 2 个，朱砂 3 克。竹筷削尖，将猪心扎 3 个洞，每个洞填入朱砂 0.5 克，用砂锅炖熟，喝汤吃肉，连服 20~30 个。

食用功效

猪心是一种营养十分丰富的食品，对加强心肌营养，增强心肌收缩力有很大的作用。许多心脏疾患与心肌的活动力正常与否有着密切的关系。因此，猪心虽不能完全改善心脏器质性病变，但可以增强心肌、营养心肌，有利于功能性或神经性心脏疾病的痊愈。

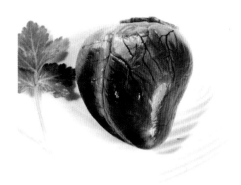

注意事项

高胆固醇血症者忌食。

经典论述

1.《名医别录》："主惊邪忧虑。"

2.《千金·食治》："主虚悸气逆、妇人产后中风、聚血气惊恐。"

3.《随息居饮食谱》："补心，治恍惚、惊悸、癫痫、忧恚诸证。"

养生食谱

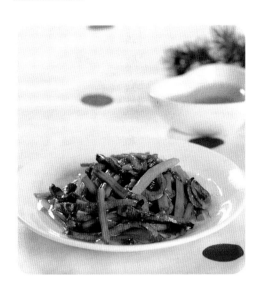

◆ 莴笋炒猪心

主　料：猪心 250 克，莴笋 200 克。

辅　料：彩椒 25 克。

调　料：葱、姜各 10 克，酱油 15 毫升，味精 3 克，料酒、水淀粉各 5 毫升，盐、香油、食用油各适量。

做　法：

1.猪心切片上浆飞水备用。

2.锅内放油烧热，下葱姜，下入猪心、彩椒、莴笋、酱油，烹料酒调味，放入盐、味精，勾芡淋香油即可。

◆ 水芹炒猪心

主　料：猪心 250 克。

辅　料：水芹 150 克，彩椒 25 克。

调　料：葱、姜各 10 克，酱油 10 毫升，料酒 5 毫升，味精 4 克，水淀粉 8 毫升，盐、香油、色拉油各适量。

做　法：

1.猪心切丝上浆飞水备用。

2.锅内加入色拉油烧热，加入葱姜，下入猪心、水芹、彩椒、翻炒，烹料酒、酱油、盐、味精，勾芡、淋香油出锅即可。

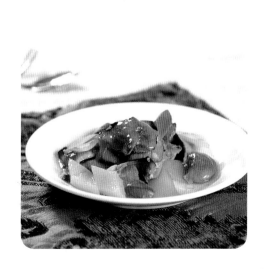

猪肉

补中益气润肠胃

别　　名　豕肉、彘肉。

性味归经　味甘，性微寒；归脾、胃、肾经。

建议食用量　30~60 克。

营养成分

蛋白质、脂肪、糖类、钙、磷、铁、维生素 B_1、维生素 B_2、烟酸等。

抗抑郁原理

猪肉的维生素 B_1 含量是牛肉的 4 倍多，是羊肉和鸡肉的 5 倍多。维生素 B_1 与神经系统的功能密切，能改善产后抑郁症状，还能消除人体疲劳。

良方妙方

1. 头痛：瘦猪肉 50 克，夏枯草 6~24 克，同煮汤服食，每日 1 次。

2. 风湿痛：瘦猪肉 250 克，北沙参 30 克，将药 2 味放砂锅内，放入油、盐、葱、姜，一同煮熟，分 2 次吃下。

3. 疝气：鲜猪瘦肉适量，小茴香 15 克。将茴香研末，合瘦肉为肉丸，加水煮熟，酒送服。连服 5 天为 1 疗程。

4. 黄疸：猪瘦肉 100 克，鲜鹅不食草 50 克（捣烂），煎汤服食；或猪瘦肉 100 克，鸡骨草 50 克，红枣 4 枚，煮汤服食。

食用功效

猪肉中含有丰富的蛋白质和脂肪，能促进人体肌肉生长，滋润皮肤，并能使头发有光泽。近年来人们研究发现，皮肤细腻是因为其中含有较多的"透明质酸酶"，这种酶可保留水分，吸收储存微量元素及各种营养物质，使皮肤细嫩润滑。而肥肉中所特有的一种胆固醇则与此酶的形成有关，所以适当地吃些肥肉对皮肤是有好处的。猪肉还可以为人体提供血红素铁和促进铁吸收的半胱氨酸，能有效改善缺铁性贫血。

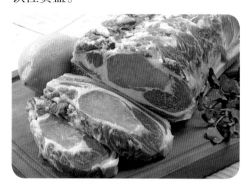

注意事项

由于猪肉中含脂肪量比较高，多食易碍胃生湿，凡高血压、冠心病、糖尿病患者，以少食或不食为宜。

经典论述

1.《随息居饮食谱》："猪肉，补肾液，充胃汁，滋肝阴，润肌肤，利二便，止消渴，起尪羸。"

2.《中药大辞典》："滋阴，润燥。治热病伤津，消渴羸瘦，燥咳，便秘。"

养生食谱

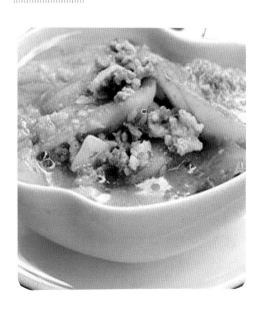

◆ 肉末烧丝瓜

主　料：丝瓜 1 根，猪肉末
20 克。

调　料：香油、生抽、盐、
醋、植物油各适量。

做　法：

1.猪肉末放入油锅中炒熟，
盛出备用。

2.丝瓜去皮，洗净，切成
丝，用沸水焯一下，捞出过
凉备用。

3.锅置火上，加入适量植物
油烧热，将焯过的丝瓜、熟
肉末，加入香油、生抽、
盐、醋，炒匀即可。

◆ 珍菌芥菜丸子

主　料：猪肉馅 150 克，杏鲍
菇片 50 克，草菇 25 克，枸杞
子 2 克，芥菜叶 30 克。

辅　料：鸡蛋 1 个。

调　料：葱、姜各 10 克，盐 6
克，鸡粉 3 克，料酒 5 克，淀
粉 15 克。

做　法：

1.将芥菜叶洗净焯水切碎。

2.猪肉馅加入盐、葱姜末、鸡
蛋、淀粉和少量的水打上劲，
放入切好的芥菜搅拌均匀，挤
出小丸子，入热水中氽熟，小
丸子捞出备用。

3.锅内加少许清汤放入小丸子，
加盐、鸡粉调好味，勾芡即可。

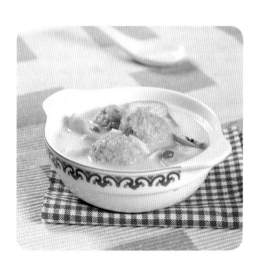

鸡蛋

镇心益气安五脏

别　　　名　鸡卵、鸡子。

性 味 归 经　蛋清甘、凉；蛋黄甘、平；归心、肾经。

建议食用量　每天1~2个。

营养成分

卵白蛋白、卵球蛋白、卵黄素、固醇类、卵磷脂、硒、锌、钙、磷、铁、维生素A、维生素D及B族维生素等。

抗抑郁原理

鸡蛋中所含有的蛋白质是天然食物中最优质的蛋白质之一，它富含人体所需的氨基酸，蛋黄除富含卵磷脂外，还含有丰富的钙、磷、铁以及维生素等，适合于脑力劳动者食用。

良方妙方

1. 感冒：鸡蛋1枚打散，与30克冰糖混合，临睡前开水冲服，取微汗。

2. 胃痉挛：新鲜鸡蛋3个，冰糖200克，黄酒50克。鸡蛋打破共熬成焦黄色，每日饭前服15毫升。

3. 肺结核：白及5克研末，加鸡蛋1个搅匀，开水冲服，每日早饭前服，10日为1个疗程。

4. 泄泻：鸡蛋1枚，打入碗里，加白糖10克，倒入白酒100毫升，搅匀。划火柴点燃，边燃边搅，直至酒尽火灭，蛋熟如花状，待凉服下。

食用功效

蛋黄中的卵磷脂、甘油三酯、胆固醇和卵黄素，对神经系统和身体发育有很大的作用；卵磷脂被人体消化后，可释放出胆碱，胆碱可改善各个年龄组的记忆力；鸡蛋中的蛋白质对肝脏组织损伤有修复作用，蛋黄中的卵磷脂可促进肝细胞的再生，还可提高人体血浆蛋白量，增强肌体的代谢功能和免疫功能；鸡蛋中含有较多的维生素B_2，维生素B_2可以分解和氧化人体内的致癌物质，鸡蛋中的微量元素，如硒、锌等也都具有防癌作用。

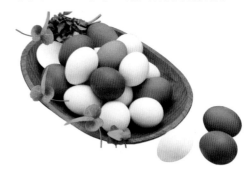

注意事项

脾胃虚弱者不宜多食，多食则令人闷满。

经典论述

1.《日华子本草》："镇心，安五脏，止惊，安胎。"

2.《随息居饮食谱》："补血安胎，濡燥除烦，解毒息风，润下止逆。"

养生食谱

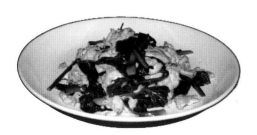

◆ 鸡蛋羹

主　料：虾皮10克，鸡蛋2个。

调　料：盐、温水、香油，香葱各适量。

做　法：

1. 把虾皮洗净，沥干备用；香葱切末；鸡蛋磕入碗中。

2. 把鸡蛋打散，加入少量的盐、虾皮、香油、葱末，把温水加入蛋液中，水和鸡蛋的比例约为2：1。然后朝一个方向搅拌均匀。

3. 锅置火上，加适量水烧沸，将蛋羹碗放入锅内，加盖，用大火蒸5分钟即可。

◆ 菠菜炒鸡蛋

主　料：菠菜350克，鸡蛋2个。

调　料：植物油、葱、姜、盐各适量。

做　法：

1. 菠菜择洗干净、切段，鸡蛋打散，葱、姜切末。

2. 锅置火上，锅中油六成热后，倒入鸡蛋炒熟盛出，留余油加热，放入葱、姜末炝锅，再放菠菜翻炒，倒入炒好的鸡蛋，加盐炒匀即可。

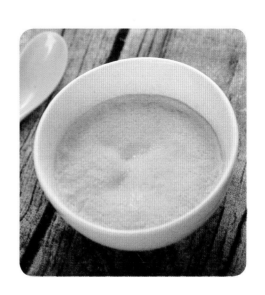

鹌鹑蛋

安神益智补气血

别　　　名	鹑鸟蛋、鹌鹑卵。
性 味 归 经	味甘，性平。
建议食用量	3~5个。

营养成分

蛋白质、脑磷脂、卵磷脂、色氨酸、酪氨酸、维生素 A、维生素 B₂、维生素 B₁、维生素 D、铁、磷、钙等。

抗抑郁原理

鹌鹑蛋富含色氨酸与酪氨酸，酪氨酸具有神经刺激的作用，它可以直接影响人的情绪和认知功能，酪氨酸是一种非必需氨基酸，是脑功能活动所需要的物质，是脑内几种重要神经递质包括多巴胺的前体物质，能提高多巴胺的分泌水平，影响人的情绪。

良方妙方

1. 失眠：鹌鹑蛋 10 只，枸杞子、核桃仁各 15 克。将鹌鹑蛋蒸熟去壳，枸杞子浸泡数分钟，核桃仁炒熟碾碎，加适量大米慢火煮成粥。有滋阴补血、养心安神之功效，适用于心脾两虚失眠症。

2. 解乏提神：新鲜鹌鹑蛋 3 个，打破去皮搅匀，用沸水冲沏。于每日早晨空腹时饮下。

3. 防治老年斑：水发银耳 50 克，鹌鹑蛋 3 个煮熟，加入少量黄酒、适量味精、盐，以小火煨炖，熟烂后食用。

4. 过敏反应：鹌鹑蛋 1 个打破生饮。

食用功效

鹌鹑蛋中氨基酸种类齐全，含量丰富，还有高质量的多种磷脂、激素等人体必需成分，故有"卵中佳品""动物中的人参"之称，与公认的营养价值高的鸡蛋相比，鹌鹑蛋的营养价值更高。它的蛋白质含量比鸡蛋高 30%，维生素 B₁ 高 20%，维生素 B₂ 高 83%，铁含量高 46.1%，卵磷脂高 5~6 倍。所以鹌鹑蛋对于贫血、营养不良、神经衰弱、慢性肝炎、高血压、心脏病等患者均有补益作用。

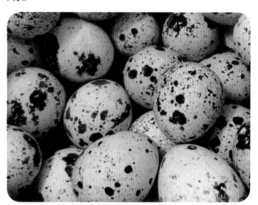

注意事项

脑血管病患者不宜多食鹌鹑蛋。

经典论述

《全国中草药汇编》："治胃病、肺病、神经衰弱、肋膜炎等。"

养生食谱

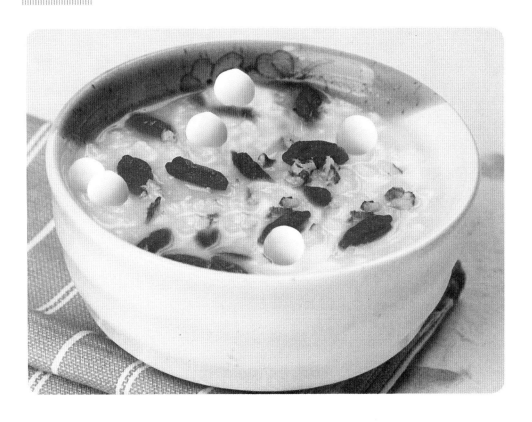

◆ 鹌鹑枸杞粥

主　料：大米 100 克，鹌鹑蛋 10 个。

辅　料：枸杞子、核桃仁各 15 克。

做　法：

1. 将鹌鹑蛋煮熟去壳；枸杞子洗净，浸泡数分钟；核桃仁炒熟碾碎备用；大米淘洗干净。

2. 锅中倒入适量水，放入大米煮开，转小火煮 20 分钟，放入鹌鹑蛋、枸杞子、核桃仁再煮 5~10 分钟至粥成即可。

低脂牛奶

缓解疲劳睡得香

别　　　名　牛乳。

性 味 归 经　味甘，性平、微寒，归
　　　　　　　心、肺、胃经。

建议食用量　每天 250~500 毫升。

营养成分

蛋白质、脂肪、碳水化合物、维生素 A、硫胺素、核黄素、烟酸、维生素 C、维生素 E、钙、磷、镁、铁、锌、硒、碘、锰、钾、卵磷脂等。

抗抑郁原理

低脂牛奶含有丰富的蛋白质和钙，有助于神经递质的生成，另外，低脂肪的食物可以缓解焦虑、抑郁等情绪，使人更容易感到快乐。

良方妙方

1. 神经衰弱、低血压、病后体弱：牛奶 500 毫升，粳米 100 克，白糖适量。粳米加清水 800 毫升，文火煮至半熟，倒出米汤，加入牛奶和白糖，煮至粥成。分 1~2 次空腹服食。

2. 胃及十二指肠溃疡：牛奶 250 毫升，煮沸，调入蜂蜜 50 毫升，白及粉 6 克，饮服。

3. 消渴，心脾中热，下焦虚冷，小便多，渐羸瘦：生羊乳、牛乳，渴即饮 200~300 毫升。

食用功效

牛奶具有补肺养胃、生津润肠之功效，对人体具有镇静安神作用，对糖尿病久病、口渴便秘、体虚、气血不足、脾胃不和者有益；牛奶中的碘、锌和卵磷脂能大大提高大脑的工作效率。牛奶中的镁元素会促进心脏和神经系统的耐疲劳性。牛奶能润泽肌肤，经常饮用可使皮肤白皙、光滑，增加弹性。基于酵素的作用，牛奶还有消炎、消肿及缓和皮肤紧张的功效。牛奶可补足钙质需求量，减少骨骼萎缩、骨质疏松症的发生概率，使身体柔韧度增加。

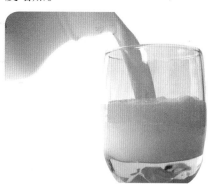

注意事项

脾胃虚寒作泻，中有痰湿积饮者慎服。

经典论述

1.《日华子本草》："润皮肤，养心肺，解热毒。"

2.《本草纲目》："治反胃，补益劳损，润大肠，治气痢，除黄疸，老人煮粥甚宜。"

养生食谱

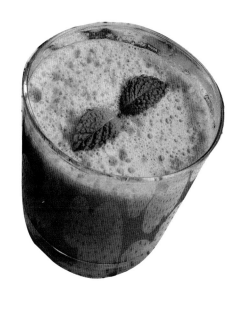

◆ 双皮奶

主　料：牛奶 200 克。

辅　料：蛋清 100 克，姜汁 8 毫升，木瓜肉 10 克。

调　料：蜂蜜 50 克。

做　法：

1. 木瓜肉切成粒备用。

2. 将蛋清、牛奶打匀，加入姜汁、蜂蜜。

3. 取模具倒入打好的蛋清烤 5 分钟（底火 180 ℃、上火 220 ℃）取出，切成块撒上木瓜即可。

◆ 牛奶番茄

主　料：鲜牛奶 200 毫升，番茄 250 克，鲜鸡蛋 3 个。

调　料：淀粉、盐、胡椒粉各适量。

做　法：

1. 先将番茄洗净，切块待用；淀粉用鲜牛奶调成汁，鸡蛋煎成荷包蛋待用。

2. 鲜牛奶煮沸，加入番茄、荷包蛋略煮片刻，然后加入适量盐和胡椒粉调匀即成。

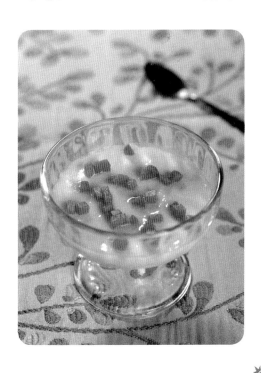

第五节 解郁安神的五谷杂粮

小麦

安定精神养心气

别　　　名　麸麦、浮麦、浮小麦。

性味归经　味甘，性凉；归心、脾、肾经。

建议食用量　每餐80~100克，或根据自己的食量调节。

营养成分

淀粉、蛋白质、脂肪、矿物质、硫胺素、核黄素、烟酸、维生素 A、B 族维生素、维生素 C、维生素 E、钙、磷、铁等。

抗抑郁原理

小麦富含淀粉、植物蛋白、B 族维生素和矿物质，能营养神经，是抗忧郁食物，对于心血不足产生的失眠、躁郁症患者也有良好效果。

良方妙方

1. 神经衰弱：小麦 30 克，大枣 10 枚，甘草 9 克，水煎服，每日 1 剂，15 日为 1 个疗程。

2. 眩晕：浮小麦、黑豆各 30 克，水煎服。

食用功效

小麦的蛋白质含量比大米高，而且还含有大米所缺乏的维生素 E、麦芽糖酶、蛋白分解酶和淀粉酶，所以面食比米饭容易消化。中医学认为，小麦益肾养心安神、调肠胃、除热止渴。小麦淘洗时轻浮瘪瘦者为浮小麦，具有除虚热、敛汗、镇静安神的功效。小麦麸可除心烦、止消渴，而以小麦粉水洗得之的面筋，性甘凉，为素食中的佳品，功能为益气和中，痨热患者宜煮食之。

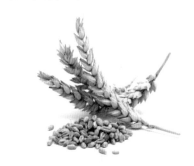

注意事项

糖尿病患者宜少食。体弱之人因为胃肠功能不完善，应禁食或少食含麦麸的食物。

经典论述

《本草纲目》："益气除热，止自汗、盗汗，骨蒸虚热，妇人劳热。"

养生食谱

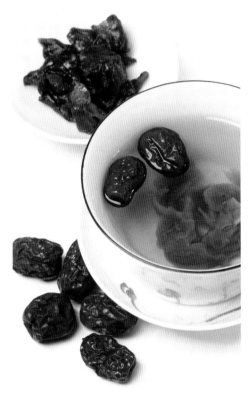

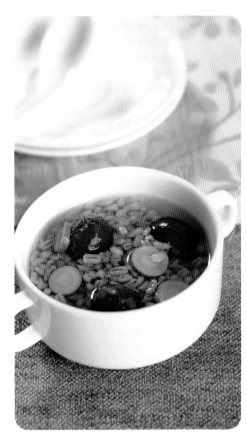

◆ 小麦大枣粥

主　料：甘草10克，大枣5枚，小麦10克。

做　法：小麦、甘草、大枣用冷水浸泡后，用小火煎煮，半小时为1煎，共煎煮2次，合并煎液。每日2次，早晚温服，喝汤食枣。

◆ 甘麦大枣茶

主　料：小麦、大枣各30克，甘草、洞庭碧螺春各6克。

辅　料：蜂蜜适量。

做　法：

1.将甘草、小麦研成粗末。

2.将粗末、大枣、洞庭碧螺春放入保温杯中，用沸水冲泡15分钟，加蜂蜜即可。

3.每日1剂，不拘时，代茶饮。

黄豆

健脾宽中又润燥

别　　　名　黄大豆、豉豆。

性味归经　味甘，性平；归脾、大肠经。

建议食用量　每天约40克。

营养成分

蛋白质、脂肪、维生素、皂苷、钾、钙、磷、铁、硫胺素、大豆黄素、核黄素、色氨酸、烟酸等。

抗抑郁原理

黄豆中含丰富的大豆黄素、核黄素、色氨酸等营养素，研究表明大豆黄素、色氨酸对抑郁行为有显著的改善作用。

良方妙方

1. 体虚自汗，盗汗：黄豆100克，浮小麦50克，大枣5枚。三味共用水煎服。

2. 预防感冒：黄豆1把，干香菜5克（或葱白3根），白萝卜3片，水煎温服。

3. 手足肿痛：黄豆30克，白矾6克，花椒9克，水煎，乘热先熏后洗，每日1次。

4. 手足抽筋疼痛：黄豆100克，细米糠60克，加水煎至黄豆熟烂，一天分2次吃。

食用功效

最近研究发现黄豆中所含的蛋白质可以软化因年老而变脆的血管，而且黄豆脂肪中所含的罂酸，具有清除沉积在血管壁上的胆固醇的效能。黄豆还能提供延缓机体老化的维生素和皂苷。黄豆中的钾元素，可减轻盐对人的危害，有预防高血压病的作用。近来专家又发现黄豆中含有"植物固醇"，和胆固醇的作用相似，可用来制造激素和细胞膜的成分。但是"植物固醇"不沉积于血管壁，在肠道中先于胆固醇而被吸收，所以对胆固醇的吸收起到阻碍作用。黄豆因铁、钙、磷含量高，对正在生长发育的少年儿童和易患骨质疏松症的老年人以及缺铁性贫血患者，非常适宜食用。

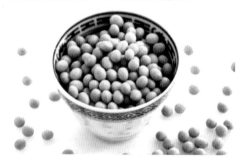

注意事项

《本草纲目》：多食壅气、生痰、动嗽，令人身重，发面黄疮疥。

经典论述

1.《日用本草》："宽中下气，利大肠，消水胀。治肿毒。"

2.《食疗本草》："益气润肌肤。"

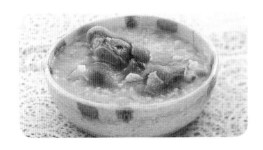

◆ 猪蹄黄豆粥

主 料： 黄豆 80 克，大米 50 克，猪蹄 1 只（约 300 克）。

调 料： 葱段、姜片各 5 克，大料、桂皮、料酒、盐、冰糖各适量。

做 法：

1. 黄豆与大米分别洗净，黄豆用清水浸泡约 4 小时；猪蹄洗净，切块，入沸水焯烫后洗去浮沫。

2. 把猪蹄与除盐以外的调料一同放入锅中，加水适量，大火烧开后转小火炖到猪蹄熟烂，捞出晾凉，去大骨后切成小块。

3. 锅内放入清水、黄豆大火煮开，转小火煮 20 分钟。放入大米煮开后再煮约 20 分钟，放入猪蹄块及汤汁、盐煮至米烂粥稠即可。

◆ 黄豆海带汤

主 料： 海带 300 克。

辅 料： 黄豆 50 克，小红辣椒 2 个。

调 料： 盐 5 克，味精、胡椒粉各少许。

做 法：

1. 海带洗净，切小片；黄豆用水泡发（约 10 小时）；红辣椒去蒂、子，洗净，切节。

2. 锅置火上，倒入适量水烧开，放入黄豆煮至八成熟，加海带一同煮熟。再加入辣椒、调料煮至开锅即可。

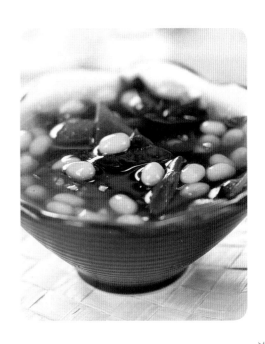

燎麦
益肝和脾解压力

别　　　名	雀麦、野麦子、莜麦。
性味归经	味甘，性平；归肝、脾、胃经。
建议食用量	每餐 20~40 克。

营养成分

粗蛋白质、水溶性膳食纤维、脂肪、B 族维生素、烟酸、叶酸、泛酸、维生素 E、磷、铁、钙、锌、锰等。

抗抑郁原理

冬季接受阳光照射相对较少，人体血清素水平较低，容易导致冬季抑郁症。美国麻省理工学院一项研究发现，燕麦片等全谷食物有助于保持身体血清素水平，预防抑郁。燕麦有很好的抗抑郁的作用，而且还有排毒的作用，对于解压有好处。

良方妙方

1. 肥胖，高脂血症，冠心病：将燕麦片 50 克放入锅内，加清水，待水开时，搅拌、煮至熟软。或以牛奶 250 毫升与燕麦片煮粥即可。每日 1 次，早餐服用。

2. 便秘：燕麦片 200 克，倒入适量水，放入燕麦片，烧开后用小火煮至麦片熟烂、浓稠即可。每日 1 次。

3. 汗出不止：燕麦全草 30 克，水煎服，或加米糠 15 克煎服。

食用功效

燕麦可降低人体三酰甘油和低密度脂蛋白，预防冠心病，防治糖尿病，有利于减少糖尿病心血管并发症的发生；燕麦可通便导泄，对于习惯性便秘患者有很好的帮助；此外，燕麦中含有的钙、磷、铁、锌、锰等矿物质也有预防骨质疏松、促进伤口愈合、防止贫血的功效。

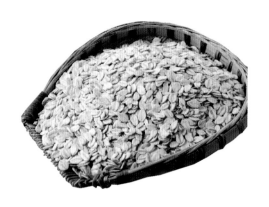

注意事项

肠道敏感的人不宜吃太多，以免引起胀气、胃痛或腹泻等症状。

经典论述

1.《本经逢原》："益肝和脾。"

2.《全国中草药汇编》："止汗，滑肠。主治汗出不止。"

养生食谱

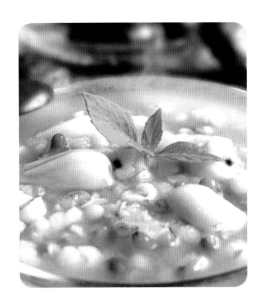

◆ 香酥燕麦南瓜饼

主　料：南瓜、糯米粉各250克，燕麦粉100克。

辅　料：奶粉、豆沙馅各适量。

调　料：白砂糖、食用油各适量。

做　法：

1. 南瓜去皮切片，上笼蒸酥，加糯米粉、燕麦粉、奶粉、白砂糖搅拌均匀，将其揉成南瓜饼坯。

2. 将豆沙搓圆，取南瓜饼坯搓包上馅并且压制呈圆饼状。

3. 锅中加食用油，待油温升至120℃时，放入南瓜饼，至南瓜饼膨胀熟软即可。

◆ 燕麦绿豆薏米粥

主　料：绿豆、粗燕麦片各30克，薏米80克。

辅　料：葡萄干、腰果、纯杏仁粉、芝麻粒各适量。

调　料：砂糖适量。

做　法：

1. 将薏米、绿豆洗净，放入适量水中浸泡2小时。

2. 把葡萄干、腰果、纯杏仁粉、芝麻粒、薏米、绿豆、粗燕麦片一起放入锅内同煮，煮沸后改小火续煮至熟烂，放凉即可食用。可按个人口味放入适量砂糖。

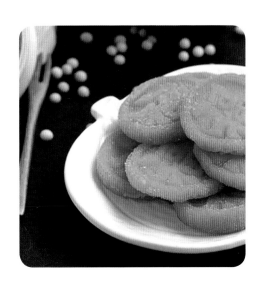

小米

健胃和脾促安眠

别　　　　名　粟米、谷子、秫子。

性 味 归 经　味甘，性微寒；归胃经。

建议食用量　每餐50~80克。

营养成分

蛋白质、脂肪、碳水化合物、胡萝卜素、维生素 B_1、钙、维生素 A、维生素 D、维生素 C 和维生素 B_{12} 等。

抗抑郁原理

小米性微寒，具"健胃、和脾、安眠"之功效。对失眠严重的抑郁症患者具有很好的补养作用。

良方妙方

1.失眠：用莲子、龙眼、百合配小米熬粥，有助睡眠。

2.脾胃不和引起失眠：小米15克，制半夏4~5克，水煎服。

3.产后体虚：小米50克，大红枣15枚，黄芪15克煮粥，加红糖适量食用。

4.腹痛：锅巴烧焦研末，用温水送服5克，每日服3次。

5.鹅掌风：糠油不拘多少，擦患处2次即愈。

6.牛皮癣：谷糠油外涂，每日1次。

食用功效

一般粮食含胡萝卜素较少，而小米每100克中含量达100微克，维生素 B_1 的含量也非常高。因此，对于老弱病人来说，小米是理想的滋补品。

小米中含有多种维生素和矿物质，能抑制血管收缩，有效降压，防治动脉硬化，同时，还可健脾益气、补虚、降脂降糖。

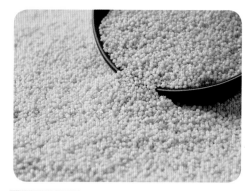

注意事项

气滞者忌用，素体虚寒、小便清长者少食。

经典论述

1.《本草纲目》："粟米味咸淡，气寒下渗，肾之谷也，肾病宜食之。虚热消渴泻痢，皆肾病也，渗利小便，所以泄肾邪也。降胃火，故脾胃之病宜食之。"

2.《本草衍义补遗》："粟，陈者难化。所谓补肾者，以其味咸之故也。"

3.《随息居饮食谱》："粟米功用与籼米略同，而性较凉，患者食之为宜。"

养生食谱

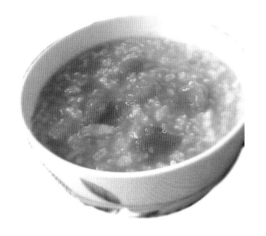

◆ 小米炖辽参

主　料： 辽参 1 条，小米 25 克。

辅　料： 清汤 1000 毫升，浓汤 850 毫升，料酒 20 毫升。

做　法：

1.将发好的辽参，用加了料酒的水汆两遍，然后用清汤煨制入味，待用。

2.小米放在浓汤中炖成粥状，待用。

3.将炖好的辽参放入小米浓汤粥中，上火再蒸 10 分钟即可。

◆ 小米南瓜粥

主　料： 小米 100 克，南瓜 20 克。

做　法：

1.小米洗净，南瓜去皮剔瓤，切成半寸见方的丁状或片状。

2.把小米和南瓜丁一起放入锅中，加适量清水，大火煮开后，小火煲约 30 分钟，熬出的粥色泽金黄即可。

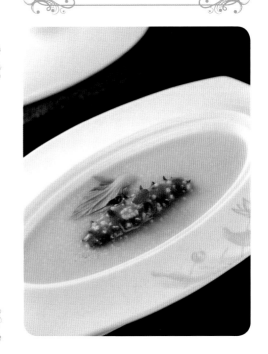

红豆

改善情绪抗抑郁

别　　　名　赤小豆、红小豆。

性味归经　味甘、酸，性平，归心、小肠、肾、膀胱经。

建议食用量　每餐约30克。

营养成分

蛋白质、碳水化合物、粗纤维、三萜皂苷、维生素 B_1、维生素 B_6、叶酸、钙、磷、铁、硫胺素、核黄素、烟酸等。

抗抑郁原理

红豆富含维生素 B_1、维生素 B_6、叶酸、烟酸等，维生素 B_1 又名抗神经炎因子，维生素 B_6 是典型的抗抑郁营养素，体内快乐神经递质5-羟色胺的合成必须有维生素 B_6 和叶酸的帮助，所以红豆可以帮助我们改善和缓解不良情绪。

良方妙方

1. 脾虚水肿、脚气、小便不利：红豆60克，桑白皮30克，加水煎汤，去桑白皮，饮汤食豆。

2. 水肿：白茅根、红豆各250克，加水煮至水干，除去白茅根，将豆分数次嚼食。

3. 肥胖：将50克红小豆放在盛有600毫升水的锅内煮，红豆煮软时，吃豆饮汤。

食用功效

红豆具有止泻、消肿、滋补强壮、健脾养胃、利尿、抗菌消炎、解除毒素等功效。而且红豆还能增进食欲，促进胃肠消化吸收。用红豆与红枣、桂圆一起煮可用来补血。此外，红豆可治疗肾脏病、心脏病所导致的水肿。

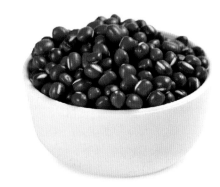

注意事项

红豆不可久食，久食令人黑瘦。阴虚而无湿热者及小便清长者忌食。被蛇咬者百日内忌食红豆。

经典论述

1. 《滇南本草》："补中理气，滋肾益神。蒸服，可治诸虚百损。"

2. 《食疗本草》："散气，去关节烦热，令人心孔开，止小便数；绿赤者，并可食。暴利后气满不能食，煮一顿服之。"

3. 《四川常用中草药》："理气，通经。治疝气，腹痛，血滞经闭。"

养生食谱

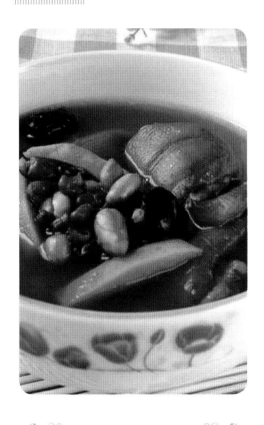

◆ 薏苡仁苦瓜红豆粥

主　料： 薏苡仁、红豆各50克，苦瓜30克，粳米100克。

做　法：

1.将薏苡仁、红豆先用温水泡30分钟洗净备用，苦瓜洗净去瓤切片备用。

2.锅置火上加水适量，放入粳米、红豆和薏苡仁，同煮八成熟放入苦瓜煮熟成粥即可。

◆ 猪腿红豆汤

主　料： 猪腿肉250克，红豆120克，花生米、莲藕、大枣各适量。

调　料： 精盐6克。

做　法：

1.猪腿肉、红豆洗净。

2.将猪腿肉和红豆、花生米、莲藕块、大枣一起炖汤煮至熟烂。

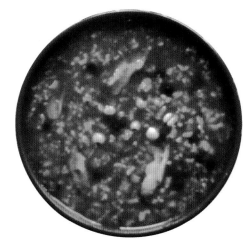

玉米

补充钙镁无烦忧

别　　　名　棒子、苞米、苞谷。

性味归经　味甘，性平，归脾、胃、肾经。

建议食用量　每餐80~100克。

营养成分

蛋白质、脂肪、淀粉、卵磷脂、维生素 B_2、维生素 B_6、亚油酸、维生素 E、胡萝卜素、纤维素、谷氨酸及磷、硒、钙、镁、铁等。

抗抑郁原理

玉米中的谷氨酸可以刺激大脑细胞，增强人体的脑力和记忆力；所含的钙、镁、维生素 E 等都有助于睡眠，对抑郁症患者的失眠症状有改善作用。

良方妙方

1. 腹泻：玉米适量，略烧研末，每次1汤匙，每日2次，早、晚用开水冲服。

2. 高脂血症：常以玉米油炒菜食之。

3. 高血压：玉米须15~25克，加冰糖适量，煎水代茶常饮；或干玉米须60克，煮水喝，每日3次。

4. 咳嗽：玉米须、橘皮各适量，水煎服。

5. 糖尿病：玉米须50~100克，水煎，分2次1日服完。连服见效。

食用功效

玉米含有丰富的钙、磷、硒和卵磷脂、维生素 E 等，均具有降低胆固醇的作用。玉米含有的不饱和脂肪酸中，亚油酸的比例高达60%以上。它和玉米胚芽中的维生素 E 协同作用，可降低血液胆固醇浓度并防止其沉积于血管壁，对冠心病、动脉粥样硬化、糖尿病、高脂血症及高血压等都有一定的预防和治疗作用。

玉米还是一种减肥食物。因为玉米是一种粗纤维食物，等量的玉米和米饭相比所含的热量相差无几，但是玉米可以帮助肠道蠕动，进而促进消化和吸收，减少体内脂肪的堆积，对减肥有辅助作用。

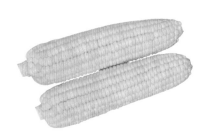

注意事项

脾胃虚弱者，食后易腹泻。

经典论述

1.《本草推陈》："煎服有利尿之功。"

2.《本草纲目》："调中和胃。"

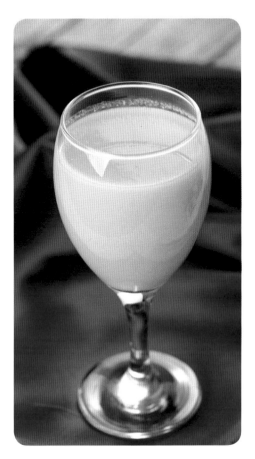

◆ 小白菜玉米粥

主　料：小白菜、玉米面各50克。

做　法：

1. 小白菜洗净，入沸水中焯烫，捞出，切成末。

2. 用温水将玉米面搅拌成浆，加入小白菜末，拌匀。

3. 锅置火上，加水煮沸，下入小白菜玉米浆，大火煮沸即可。

◆ 玉米汁

主　料：鲜玉米1个。

做　法：

1. 玉米煮熟，放凉后把玉米粒放入器皿里。

2. 按1：1的比例，把玉米粒和白开水放入榨汁机里榨汁即可。

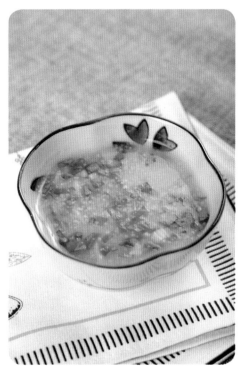

红薯

补中和血抗抑郁

别　　　名	地瓜、甘薯。
性味归经	味甘，性平，归脾、 胃、大肠经。
建议食用量	每次约 150 克。

营养成分

糖、蛋白质、淀粉、粗纤维、胡萝卜素、色氨酸、亚油酸、维生素 B_2、维生素 C 和钙、磷、镁、铁等。

抗抑郁原理

红薯含有丰富的色氨酸，能提高大脑皮层质及神经突触内 5- 羟色胺的浓度，从而改善抑郁症患者的症状。

良方妙方

1. 浮肿病：用洗净的红薯 500 克，挖洞，放入生姜 3 片，烤熟，每日早晚各吃 250 克。连续服用。

2. 便秘：用洗净的鲜红薯叶 250 克，加少许食用油、盐炒食，一次吃完，早晚空腹各食 1 次。

3. 乳腺炎：红薯洗净去皮，切碎捣烂，敷患处，觉局部发热即换，敷数日可好转。

食用功效

红薯含有丰富的淀粉、维生素、纤维素等人体必需的营养成分，还含有丰富的镁、磷、钙等矿物元素和亚油酸等。这些物质能控制胆固醇的沉积，保持血管弹性，防止亚健康和心脑血管疾病。红薯中还含有大量黏液蛋白，能够防止肝脏和肾脏结缔组织萎缩，提高人体免疫力。红薯中还含有丰富的矿物质，对于维持和调节人体功能，起着十分重要的作用，其中的钙和镁可以预防骨质疏松症。

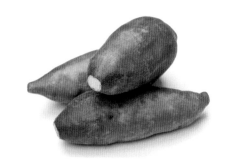

注意事项

由于红薯的淀粉颗粒较大，进入人体胃肠道以后刺激胃酸分泌，产生大量二氧化碳气体，引起腹胀、打嗝、吐酸水，所以，吃红薯要蒸熟煮透。

经典论述

1.《本草纲目》："补虚乏，益气力，健脾胃，强肾阴，功同薯蓣。"

2.《本草纲目拾遗》："补中，和血，暖胃，肥五脏。白皮白肉者，益肺生津。煮时加生姜一片调中与姜枣同功；同红花煮食，可理脾血，使不外泄。"

3.《随息居饮食谱》："食补脾胃，益气力，御风寒，益颜色。"

养生食谱

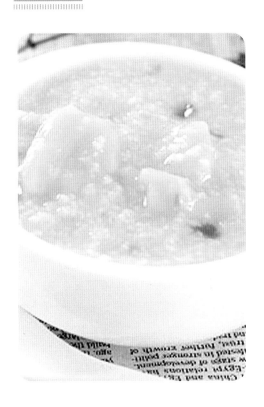

◆ 红薯板栗排骨汤

主　料：猪小排 200 克。

辅　料：红薯 50 克，板栗 35 克。

调　料：盐 5 克，味精 3 克，葱、姜、植物油各适量。

做　法：

1. 排骨剁成小块飞水备用。

2. 红薯去皮切成块，板栗去皮备用。

3. 锅内放少许油，爆香葱姜，放排骨煸炒去除腥味，加水烧开转小火慢炖 30 分钟，放入栗子和红薯，加盐、味精调好味，慢火炖 15 分钟，红薯软后即可。

◆ 红薯粥

主　料：红薯 500 克，粳米 100 克。

做　法：

1. 将洗净的红薯去皮切成丁，粳米淘洗干净。

2. 在锅中放入适量的清水，将红薯丁和粳米放进去一起煮粥。

3. 先用大火烧开，然后换成小火熬成粥即可。

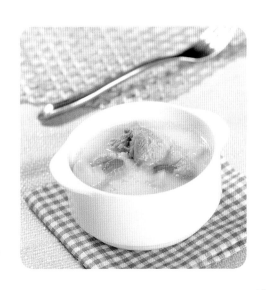

黑芝麻

滋补益气填脑髓

别　　　　名	胡麻、脂麻、巨胜子。
性味归经	味甘，性平；归肝、肾、大肠经。
建议食用量	每天 10~20 克。

营养成分

蛋白质、脂肪、芝麻素、花生酸、芝麻酚、油酸、棕榈酸、硬脂酸、甾醇、卵磷脂、维生素 A、维生素 B、维生素 D、维生素 E、钙、磷、铁等。

抗抑郁原理

《神农本草经》载，黑芝麻主治"伤中虚羸，补五内、益气力，长肌肉，填脑髓"。黑芝麻含有大量的蛋氨酸和色氨酸，易被人体吸收利用，对抑郁症患者失眠、焦虑等症状有抑制作用。

良方妙方

1. 头昏眼花、失眠健忘、耳鸣、口干、腰膝酸软：用黑芝麻炒煎研成碎粉，一次 10~30 克，开水调服，也可配枸杞子、熟地黄等药服用。

2. 神经衰弱：黑芝麻、核桃仁各 20 克，白糖少许，研末冲服。每次 1 匙，每日 2 次，连服 10~15 天。适用于血虚、肾虚所致的神经衰弱。

3. 慢性腰痛：黑芝麻、核桃仁各 30 克，洗净泡入 500 毫升白酒中，密封半个月后，每日饮酒 2 次，每次服 15 毫升。

4. 半身不遂、言语失利：将黑芝麻 500 克洗净，重复蒸 3 次，晒干，炒后研细末，以枣泥为丸，每丸约 10 克。每服 1 丸，温黄酒送服，每天 3 次。

食用功效

黑芝麻中含有丰富的不饱和脂肪酸，能促进红血细胞的生长，保护肝、胃，同时还能补充人体所需要的钙质，可降血压。

芝麻油是植物油中的佼佼者，芝麻所含的脂肪酸 85%~90% 为不饱和脂肪酸，易被人体吸收。芝麻中维生素 E 含量丰富，而维生素 E 可增强细胞的抗氧化作用，保护人体、延缓衰老。

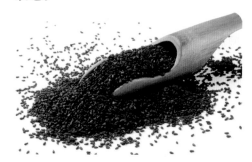

注意事项

患有慢性肠炎、便溏腹泻者忌食。

经典论述

1.《抱朴子》："耐风湿，补衰老。"

2.《食疗本草》："润五脏，主火灼，填骨髓，补虚气。"

养生食谱

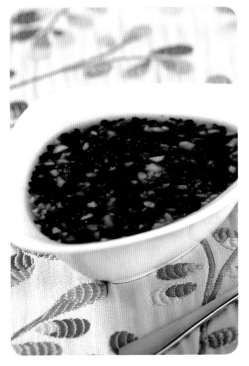

◆ 黑芝麻糊粥

主　料：黑芝麻、粳米各20克，蜂蜜适量。

做　法：

1.先将黑芝麻晒干后炒熟研碎。

2.将粳米加适量的清水入锅煮粥，煮至八成熟时加入炒熟的黑芝麻和蜂蜜，搅拌均匀后煮熟即成。

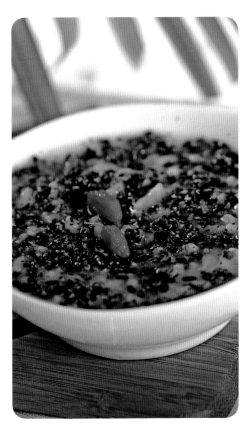

◆ 蜂蜜黑芝麻酪

主　料：黑芝麻50克，蜂蜜20克，花生碎30克。

辅　料：淀粉10克。

做　法：

1.黑芝麻放入打碎机打成蓉备用。

2.锅置火上，放入水300毫升，加入黑芝麻蓉、蜂蜜、花生碎，小火熬2分钟，下入水淀粉勾芡即可。

糯米

补中益气暖脾胃

别　　　名　元米、江米。

性味归经　味甘，性温；归脾、
胃、肺经。

建议食用量　每餐约 50 克。

营养成分

蛋白质、淀粉、脂肪、糖类、硫胺素、核黄素、烟酸、钙、磷、铁、维生素 B_1、维生素 B_2 等。

抗抑郁原理

糯米补气血、暖脾胃，适宜一切体虚、神经衰弱者食用，或与红枣同煮稀粥最佳，能滋润补虚、温养五脏、益气安神。

良方妙方

1. 失眠：糯米、小麦米各 50 克，共煮粥，加适量红糖或白糖，服用。

2. 自汗：糯米配小麦麸同炒为末，每次服 10 克，日服 3 次。

3. 咳嗽：糯米 60~100 克，百合 20~30 克，甜杏仁 12~20 克。将上几味洗净，加水煮粥，食用。

食用功效

糯米酒，也是常见的滋补保健饮品。用糯米、杜仲、黄芪、枸杞子、当归等酿成的"杜仲糯米酒"，有壮气提神、美容益寿、舒筋活血的功效。还有一种"天麻糯米酒"，用天麻、党参等配糯米制成，有补脑益智、护发明目、活血行气、延年益寿的功效。糯米不但可配药物酿酒，还可以和果品同酿，如"刺梨糯米酒"，常饮能防心血管疾病。

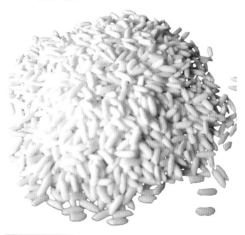

注意事项

糯米性黏滞，难以消化，多食则助湿生痰，损伤脾胃，故糯米不宜多食，脾虚患者和小儿以不食为佳。

经典论述

1.《仁斋直指方》："痘疹用糯米，取其解毒，能酿而发之也。"

2.《本草纲目》："暖脾胃，止虚汗泻痢，缩小便，收自汗。"

3.《本草经疏》："补脾胃，益肺气之谷，脾胃得补，则中自温，大便亦坚实。温能养气，气充则身自多热，大抵脾肺虚寒者宜之。"

养生食谱

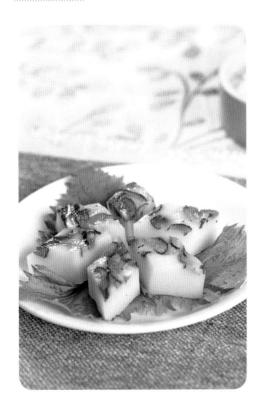

◆ 菊花银耳粥

主　料：菊花 30 克，银耳 50 克，糯米 100 克。

调　料：白糖 10 克。

做　法：菊花洗净，开水锅中放入糯米，小火煮 20 分钟，将银耳与菊花放入，待粥至黏稠后放白糖搅匀即可。

◆ 糯香枣皇糕

主　料：红枣 200 克，糯米粉 150 克，木薯粉 80 克，椰浆 2 瓶，白糖 100 克。

做　法：

1. 红枣切成丝。

2. 糯米粉加木薯粉、椰浆、白糖和成糊，倒入托盘中撒上枣丝蒸 10 分钟，熟后取出切成块即可。

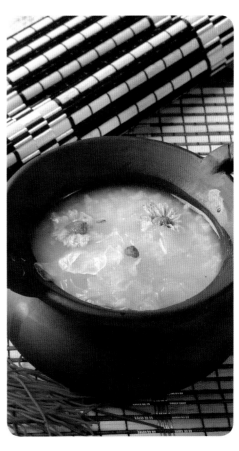

糖米

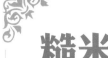

强肝健体安情绪

别　　　名　活米、发芽米。

性 味 归 经　味甘，性温；归脾、
　　　　　　　　胃经。

建议食用量　每餐约 50 克。

营养成分

蛋白质、脂肪、淀粉、膳食纤维、B 族维生素、维生素 E、钙、磷、铁等。

抗抑郁原理

糖米中的 γ - 氨基丁酸作为一种非蛋白质氨基酸，是哺乳动物中枢神经系统主要的抑制性神经递质，常食糖米能强肝健体、消除疲劳、提高记忆力、消除焦躁不安的情绪。

良方妙方

1.腹泻：陈仓米磨粉炒焦，每服 3~6 克，日服 3 次。

2.肠风下血：陈仓米 30 克，柿蒂 7 个，加水同煮熟，去柿蒂服食。

食用功效

糖米对人体有较高的营养价值及神奇的医疗保健效用，比大米的营养更为丰富，被称为"米黄金"。其微量元素含量较高，有利于预防心血管疾病和贫血症。其所含有的大量膳食纤维可加速肠道蠕动，膳食纤维还能与胆汁中的胆固醇结合，促进胆固醇的排出，从而有利于降糖降脂、解毒止痛。糖米中的米糠和胚芽部分含有丰富的 B 族维生素和维生素 E，能提高人体免疫功能，促进血液循环，帮助人们消除沮丧烦躁的情绪，使人充满活力。

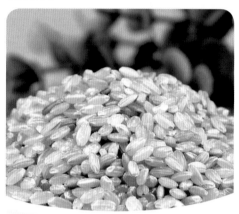

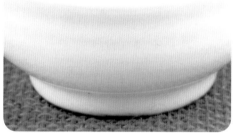

注意事项

胃下垂者忌用。

经典论述

1.《本草纲目》："快脾开胃，下气和中，消食化积。"

2.《食物本草会纂》："除烦消食。"

3.《中药材手册》："治脾虚，心胃痛，胀满，热毒下痢，烦渴，消瘦。"

养生食谱

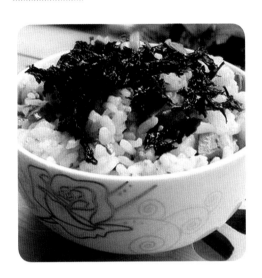

◆ 海苔糙米饭

主　料：糙米 200 克，海苔 20 克。

调　料：葱、姜、蒜、盐、鸡汤各适量。

做　法：

1. 糙米洗净，提前浸泡 3 小时以上。然后将糙米放入电饭锅，加适量清水煮成糙米饭。

2. 将蒸好的糙米饭用筷子搅松。

3. 平底锅中加入少许油，放入葱、姜、蒜煸香，倒入糙米饭翻炒，再加入少许盐和鸡汤一起炒匀，撒上海苔丝即可。

◆ 葱香糙米粥

主　料：糙米 60 克，高粱米 20 克，玉米粒 15 克。

调　料：葱、精盐各适量。

做　法：

1. 将糙米、高粱米洗净，在水中浸泡 24 小时。

2. 将泡发的糙米和高粱米放进锅中，加水熬煮成粥。将葱洗净，切成碎末，并保留葱的须根部分备用。

3. 葱白、葱须根和玉米粒都放入粥里，一起熬煮 20 分钟。最后用精盐调味即可。

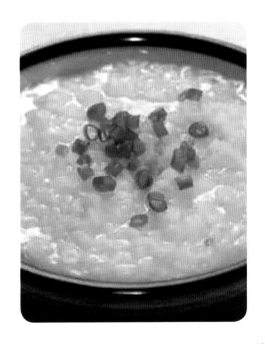

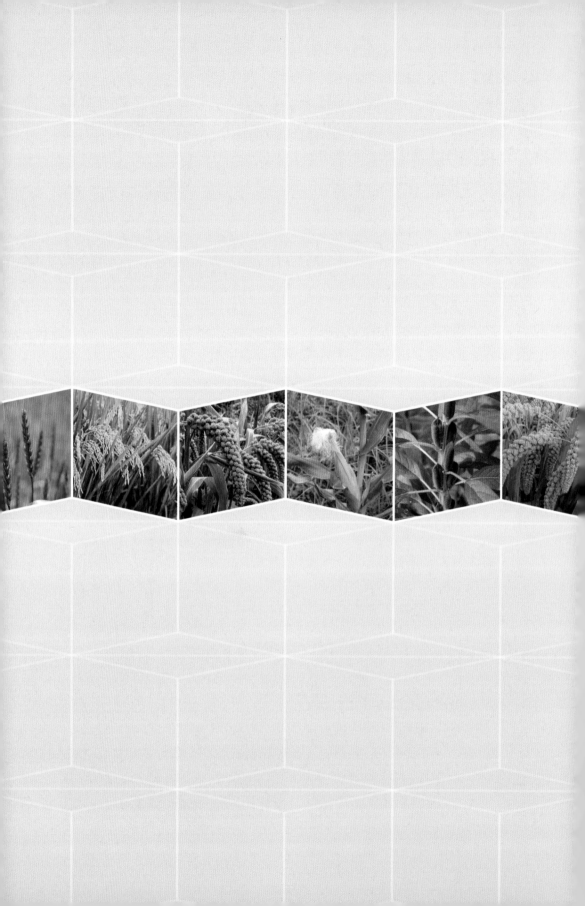

第三章

寓药于食——让你
远离抑郁

长期以来，由于抗抑郁西药的副作用，许多患者对治疗抑郁症失去信心，转而从传统中草药中寻找有效药物。在欧洲，20世纪90年代已用中草药金丝桃花、叶提取物加工成口服片，临床应用迄今，未见不良反应的报道。目前经研究具有抗抑郁作用的中草药有：银杏、贯叶金丝桃、缬草、儿茶酚、柴胡、郁金、佛手、人参、巴戟天、大麻、葡萄柚等。有抗焦虑作用的中草药有：银杏、缬草、贯叶金丝桃、胡椒、人参、胡黄连、野菊花、马齿苋、厚朴、苦楝子、大麻等。

第一节　抑郁症常用中药材

蜂蜜

缓解焦虑安心神

别　　　　名　食蜜、蜂糖、百花精。

性 味 归 经　味甘，性平；归肺、脾、大肠经。

用 法 用 量　每日20克。

营养成分

果糖、葡萄糖、蔗糖、麦芽糖、糊精、树胶、蛋白质、氨基酸、柠檬酸、苹果酸、琥珀酸以及微量维生素、矿物质、硼等。

抗抑郁原理

蜂蜜富含天然糖、矿物质、维生素、酶和酸，它所含的天然糖有助于放松疲惫的神经，蜂蜜中的氨基酸、色氨酸，可以促进睡眠。

良方妙方

神经衰弱：蜂蜜200毫升，新鲜鸡肝3个（以净白布包好，压出的肝汁，合于蜜内），分3日服，每日3次，饭前服。

功用疗效

补中，润燥，止痛，解毒。用于脘腹虚痛，肺燥干咳，肠燥便秘；外治疮疡不敛，水火烫伤。

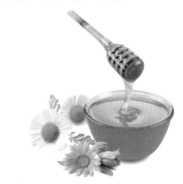

注意事项

蜂蜜不宜与豆腐、韭菜同食。服用感冒西药时，不宜食蜂蜜。痰湿内蕴、中满痞胀及肠滑泄泻者忌服。

经典论述

《神农本草经》："主心腹邪气，诸惊痫痉，安五脏诸不足，益气补中，止痛解毒，和百药。"

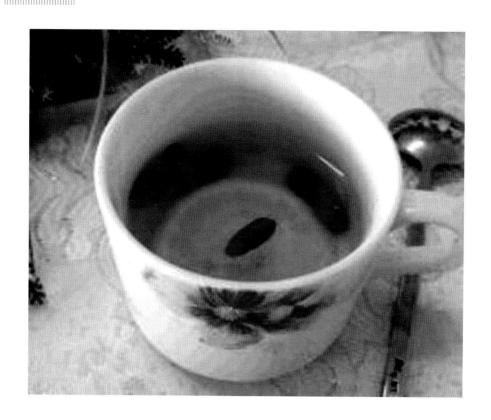

 蜂蜜茶

配　方：甘草 5 克，洞庭碧螺春、枸杞子各 3 克，蜂蜜适量。

做　法：

1. 洞庭碧螺春、枸杞子、甘草放入茶壶中。

2. 倒入沸水冲泡 10 分钟后，加入适量蜂蜜即可饮用。

3. 每日 1 剂，分 2 次温服。

百合

清心安神除虚烦

别　　　名　白百合、卷丹、山丹。

性 味 归 经　味甘，性微寒；归肺、心经。

用 法 用 量　内服：煎汤，6~12克；或入丸、散；亦可蒸食、煮粥。

营养成分

蛋白质、脂肪、还原糖、淀粉、钙、磷、铁、维生素C、秋水仙碱等。

抗抑郁原理

百合能清心除烦、宁心安神，用于神思恍惚、失眠多梦、心情抑郁、虚烦不安等病症。

良方妙方

神经衰弱，心烦失眠：百合、酸枣仁各15克，远志9克。水煎服。

功用疗效

养阴润肺，清心安神。用于阴虚久咳，痰中带血，虚烦惊悸，失眠多梦，精神恍惚。

注意事项

风寒痰嗽，中寒便滑者忌服。

经典论述

1.《日华子本草》："安心，定胆，益志，养五脏。"

2.《上海常用中草药》："治肺热咳嗽，干咳久咳，热病后虚热，烦躁不安。"

养生食谱

◆ 百合桃仁炒虾球

配　　方：虾球200克，鲜百合、鲜核桃仁各50克，彩椒15克，盐3克，料酒3毫升，鸡粉4克，香油2毫升，水淀粉5毫升，葱、姜、食用油适量。

做　　法：

1.彩椒切块，虾仁去虾线上浆飞水备用。

2.锅内放少许油，爆香葱、姜，下入虾球、核桃仁翻炒几下，放百合、彩椒、盐、鸡粉、料酒调好味，翻炒均匀，勾芡淋香油即可。

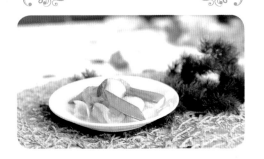

桑椹

补血滋阴益肝肾

别　　　名　桑实、乌葚、文武实。

性 味 归 经　味甘，性寒；归心、
　　　　　　肝、肾经。

用 法 用 量　10~15克；或熬膏、浸
　　　　　　酒、生啖。

营养成分

葡萄糖、果糖、鞣酸、苹果酸、维生素 B_1、维生素 B_2、维生素 C、胡萝卜素、脂肪酸、铁、钙、锌等。

抗抑郁原理

桑椹既能补血，又能安神。《随息居饮食谱》还说桑椹"滋肝肾，充血液，聪耳明目，安魂镇魄。"它适宜心血不足，心神失养的神经衰弱、头晕、失眠之人服用。头昏失眠多数是由血虚或神经过度紧张等造成，可食用桑椹制作的"桑椹蜜""桑椹膏""桑椹酒"等。

良方妙方

1. 神经衰弱，失眠健忘：桑椹子30克，酸枣仁15克。水煎服，每晚1次。

2. 自汗，盗汗：桑椹子10克，五味子10克。水煎服，每日2次。

3. 神经衰弱不寐，或习惯性便秘：鲜桑椹30~60克。水适量煎服。

功用疗效

补血滋阴，生津润燥。用于眩晕耳鸣，心悸失眠，须发早白，津伤口渴，内热消渴，血虚便秘。

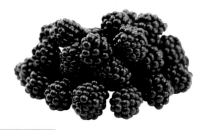

注意事项

桑椹不可多食久服，否则易致鼻出血。脾胃虚寒腹泻的人勿服。

养生食谱

◆ 桑椹红枣粥

配　　方：桑椹20克，红枣10颗，冰糖20克，粳米100克。

做　　法：

1. 桑椹去杂质洗净，红枣洗净去核，粳米洗净。

2. 将桑椹、红枣、粳米放入锅中，置于武火上烧开，再用文火煮20分钟，加入冰糖，熬化即可。

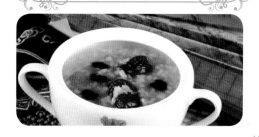

莲子

清心除烦安心神

别　　　名　莲肉、藕实、莲实。

性 味 归 经　味甘、涩，性平；归脾、肾、心经。

用 法 用 量　煎汤，6~15克；或入丸、散。

营养成分

淀粉、棉子糖、蛋白质、碳水化合物、莲子碱、芳香苷、荷叶碱、氧化黄心树宁碱、钙、磷、铁等。

抗抑郁原理

《神农本草经》载：莲子"主补中，养神，益气力"。常吃莲子，能够通过其交心肾、补精血之效，起到平复不良情绪、促进睡眠、安静心神的作用。

良方妙方

1. 抑郁症：莲子50克煨汤，待莲子熟烂，加入水发银耳15~30克煮开，白糖调味服食。

2. 产后抑郁：莲子50克，酸枣仁10克，冰糖两汤匙。干莲子泡水10分钟，酸枣仁放入棉布袋内备用。将莲子沥干水分后放入锅中，放入酸枣仁后，加入800毫升的清水，以大火煮沸，再转小火继续煮20分钟，关火。加入冰糖搅拌至溶化，滤取茶汁即可。

功用疗效

补脾止泻，益肾涩精，养心安神。用于脾虚久泻，遗精带下，心悸失眠。

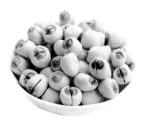

注意事项

中满痞胀及大便燥结者忌服。

养生食谱

◆ 莲子桂圆粥

配　方：莲子、桂圆肉各30克，红枣8颗，糯米150克。

做　法：

1. 莲子去心，桂圆肉用清水洗净，红枣去核洗净。

2. 锅上火加适量的水烧开，加入糯米煮上5~8分钟后，加入莲子、桂圆、红枣，烧开后，用小火煮30~35分钟即可。

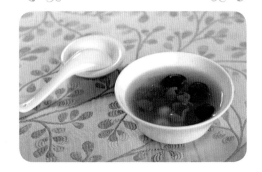

柏子仁

养心安神除虚烦

别　　　名　柏实、柏仁、柏子。

性味归经　味甘，性平；归心、肾、大肠经。

用法用量　煎汤，10~15克。

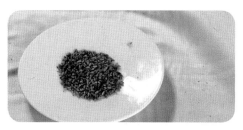

营养成分

脂肪油、维生素A、蛋白质、维生素、挥发油、皂苷、植物甾醇、钙、铁等。

抗抑郁原理

柏子仁含有丰富的蛋白质和钙、铁等矿物质及维生素成分，使得柏子仁具有很好的养心安神、助睡眠的功效，对于抑郁失眠、盗汗、心烦、头晕健忘等均有很好的疗效。

良方妙方

1.失眠：柏子仁6克，酸枣仁、远志、麦冬、白芍各9克，黄连1.5克，当归、生地黄、党参、黄芪、甘草各3克。水煎服。

2.脱发、头发早白：当归、柏子仁各500克，研细末，炼蜜为丸。每次6克，每日3次。

功用疗效

养心安神，止汗，润肠。用于虚烦失眠，心悸怔忡，阴虚盗汗，肠燥便秘。

注意事项

畏菊花、羊蹄、诸石及面曲。便溏及痰多者忌服。

养生食谱

◆ 柏子仁烧元鱼

配　　方：元鱼1只，柏子仁、栗子各30克，植物油、葱、姜、盐、味精各适量。

做　　法：

1.元鱼宰杀好去尽内脏，用热水烫，把外面黑皮去净，剁成小块飞水待用。

2.锅内放少许植物油，下葱、姜煸香，放入元鱼、栗子、柏子仁、盐、味精等调好口味，加热水没过原料大火烧开，转中火炖制，汤汁收浓、肉软烂即可。

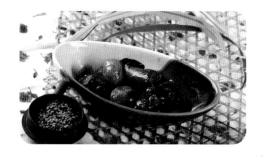

酸枣仁
宁心安神益心肝

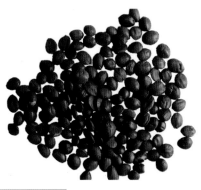

别　　　名　山枣仁、山酸枣、
　　　　　　枣仁。

性 味 归 经　味甘、酸，性平；
　　　　　　归肝、胆、心经。

用 法 用 量　煎汤，10~15克。

营养成分

脂肪油、蛋白质、维生素C、白桦脂醇、白桦脂、酸枣多糖、总生物碱、酸枣皂苷等。

抗抑郁原理

酸枣仁含总生物碱、酸枣皂苷，具有抗焦虑、抗抑郁的作用。

妙方良方

1. 神经衰弱：酸枣仁3~6克，加适量白糖研和，临睡前用温开水调服。

2. 失眠：酸枣仁、柏子仁各9克，麦冬、党参各12克，五味子6克。用清水煎煮2次，合并药汁服用。

功用疗效

养心补肝，宁心安神，敛汗，生津。用于虚烦不眠，惊悸多梦，体虚多汗，津伤口渴。

注意事项

实邪郁火及滑泄症者慎服。

养生食谱

◆ 枣仁炒牛柳

配　方：酸枣仁35克，葱白、莴笋条各50克，牛柳200克，蚝油、盐、味精、糖、胡椒粉、食用油各适量。

做　法：酸枣仁洗净，下水煎30分钟，去渣取汁，备用。牛柳切条码味上浆滑油至熟，葱白切段在油锅中煸至金黄色，下笋条、牛柳、蚝油、盐、味精、糖、胡椒粉炒匀，再加入药汁，勾芡即可。

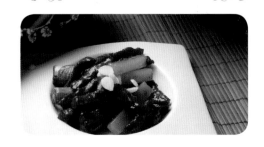

首乌藤

养血安神通经络

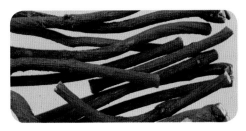

别　　　名　棋藤、首乌藤、何
　　　　　　首乌藤。

性 味 归 经　味甘、微苦，性平；
　　　　　　归心、肝经。

用 法 用 量　煎汤，10~20克。

营养成分

大黄素、大黄酚、大黄素甲醚、
β–谷甾醇等。

抗抑郁原理

首乌藤能益阴补血、安神催眠，
对于阴虚血少所致的心神不宁、失眠
多梦、周身酸痛等均有很好的作用。

良方妙方

1. 失眠：首乌藤25克，五味子12
克，柏子仁9克，山药15克。水煎服。
每日1剂，睡前1次服。

2. 气虚盗汗：鸡血藤、首乌藤各3
克，浮小麦、谷芽各9克，黄芪、白
芍各6克。水煎服。每日1剂，分4
次服用。

功用疗效

养血安神，祛风通络。用于失眠
多梦，血虚身痛，风湿痹痛；外治皮
肤瘙痒。

注意事项

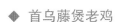

躁狂属实火者慎服。

经典论述

1.《饮片新参》："养肝肾，止虚
汗，安神催眠。"

2.《本草再新》："补中气，行经
络，通血脉，治劳伤。"

养生食谱

◆ 首乌藤煲老鸡

配　　方：首乌藤30克，防风20
克，鸡块400克，葱、姜、清汤
各适量。

做　　法：首乌藤、防风洗净蒸
软，鸡块飞水。把首乌藤、防风
与鸡块放入砂锅中放清汤、葱、
姜一起烧开，转小火炖至鸡肉软
烂即可。

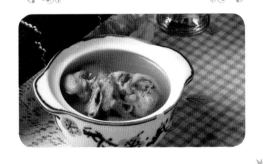

合欢花

安神解郁健身心

别　　　名　夜合花、乌绒。

性 味 归 经　味甘，性平；归心、
　　　　　　　肝经。

用 法 用 量　煎汤，4.5~9克。

营养成分

花中鉴定了25种芳香成分，主要芳香成分为反–芳樟醇氧化物、芳樟醇、异戊醇、a–罗勒烯和2，2，4–三甲基恶丁烷等。此外，还含矢车菊素–3–葡萄糖甙。

抗抑郁原理

《中国药典》载合欢花"解郁安神。用于心神不安，忧郁失眠"。经常饮用可以使身心愉快，头脑清晰，特别适于肝气郁结引起的情绪抑郁、悲观。

良方妙方

1. 抑郁症：绿茶1克，合欢花15克，大枣25克。将大枣洗净后，连同绿茶和合欢花共放入锅中，加入350毫升水，煮沸3分钟，即可关火。每日1剂，分2次服完。

2. 情绪抑郁，悲观：合欢花10克，适量的红糖。合欢花洗干净沥干后，放入茶杯，用沸水冲泡，加入红糖即可饮用。

功用疗效

舒郁，理气，安神，活络。治郁结胸闷，失眠，健忘，风火眼疾，视物不清，咽痛，痛肿，跌打损伤疼痛。

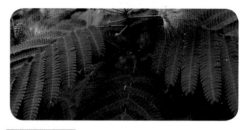

注意事项

阴虚津伤者慎用。

经典论述

《四川中药志》："能合心志，开胃理气，消风明目，解郁。治心虚失眠。"

养生食谱

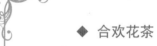

◆ 合欢花茶

配　方：合欢花、山楂干品各3克。

做　法：将上述材料一起放入杯中，冲入沸水，盖盖子闷泡约8分钟后饮用。

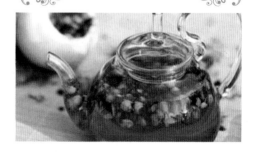

合欢皮

安神解郁治失眠

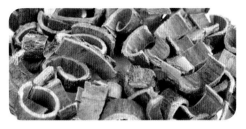

别　　　　名	合昏皮、夜合皮。
性 味 归 经	味甘，性平；归心、肝、肺经。
用 法 用 量	煎汤，6~12克。

营养成分

鞣质、黄酮类、皂苷及其苷元、挥发油、固醇类、有机酸酯、糖苷等。

抗抑郁原理

《神农本草经》早就记载了合欢皮的主要功能："安五脏，和心志，令人欢乐无忧。"适用于情绪忧郁，虚烦不安，失眠多梦，记忆减退。对于神经官能症、更年期综合征，以及因高血压病引起的失眠心烦，均可使用。

良方妙方

1. 心烦失眠：合欢皮9克，首乌藤15克。水煎服。

2. 肺痈久不敛口：合欢皮、白蔹，二味同煎服。

3. 夜盲：合欢皮、千层塔各9克。水煎服。

功用疗效

解郁安神，活血消肿。用于心神不安，忧郁失眠，肺痈疮肿，跌扑伤痛。

注意事项

溃疡病及胃炎患者慎服，风热自汗、外感不眠者禁服。

经典论述

《本草汇言》："合欢皮，甘温平补，有开达五神，消除五志之妙应也……味甘气平，主和缓心气，心气和缓，则神明自畅而欢乐无忧。如俗语云，萱草忘忧，合欢蠲忿，正二药之谓钦。"

养生食谱

◆ 合欢酒

配　方：合欢皮50克，黄酒250毫升。

做　法：将合欢皮掰碎，浸于黄酒中，密封置于阴凉处。每日晃动2次，2周后开封去渣，每日饮用2次，每次20毫升。

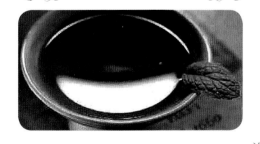

远志

安神益智睡得香

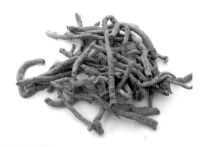

别　　　名　小草、细草、棘菀。

性味归经　味苦、辛，性温；归心、肾、肺经。

用法用量　内服：煎汤，10~30克；浸酒或入丸、散。

营养成分

脂肪油、远志皂苷元、远志素、远志碱、远志糖苷、远志寡糖等。

抗抑郁原理

远志主入心、肾经，性善宣泄通达，为交通心肾、安神定志、益智强识之佳品，凡心神不宁、失眠多梦、健忘惊悸、神志恍惚等，"由心肾不交所致，远志能交心肾，故治之"（《本草从新》）。

良方妙方

神经衰弱，健忘心悸，多梦失眠：远志（研粉），每服3克，每日2次，米汤冲服。

功用疗效

安神益智，祛痰，解郁。治惊悸，健忘，梦遗，失眠，咳嗽多痰，痈疽疮肿。

注意事项

远志畏珍珠、藜芦、蜚蠊、齐蛤。胃炎及胃溃疡患者慎用。

经典论述

《神农本草经》："主咳逆伤中，补不足，除邪气，利九窍，益智慧，耳目聪明，不忘，强志倍力。"

养生食谱

◆ 远志煨枣

配　　方：远志12克，大枣150克，红糖25克，黄酒适量。

做　　法：大枣洗净加红糖、黄酒、远志、清水适量，煮开后小火煨30分钟即可。

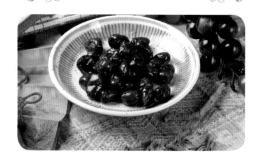

玫瑰花

理气解郁安心神

别　　　名　刺玫花、穿心玫瑰。

性 味 归 经　味甘、微苦，性温；归肝、脾经。

用 法 用 量　煎汤或开水泡服，3~6克，鲜品9~15克。

营养成分

维生素 C、糖类、挥发油、槲皮苷、苦味质、鞣质、脂肪油、有机酸（没食子酸）、红色素、黄色素、蜡质等。

抗抑郁原理

《食物本草》载玫瑰花"利肺脾、益肝胆，食之芳香甘美，令人神爽。"被称为"解郁圣药"，可温养血脉，防止肝气郁结血脉瘀滞，适量饮用，有调节情绪、安心神等效果。

良方妙方

1. 郁证：玫瑰花初开者，30朵阴干，去心蒂，以陈酒煎，食后服。

2. 肝风头痛：玫瑰花 4~5 朵，蚕豆花 9~12 克。上味经开水冲泡。代茶频饮。

3. 肝胃气痛：玫瑰花阴干，冲汤代茶服。

4. 肿毒初起：玫瑰花去心蒂，焙为末。每次取 3 克，以好酒和服。

功用疗效

行气解郁，和血，止痛。用于胸膈满闷，胃脘痛，乳房胀痛，月经不调，赤白带下，泄泻痢疾，跌打损伤，风痹，痈肿等症。

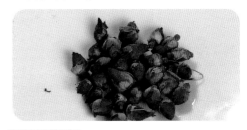

注意事项

阴虚火旺者慎服。

养生食谱

◆ 西红柿玫瑰饮

配　方：玫瑰花 5 克，西红柿 1 个，柠檬汁、蜂蜜各适量。

做　法：

1. 西红柿去皮备用。

2. 西红柿、玫瑰花放入杯中用热水冲泡后去渣取汁，加柠檬汁、蜂蜜即可。

3. 每日 1 剂，不拘时，代茶饮。

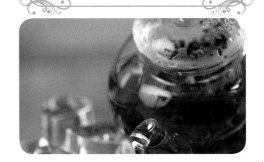

代代花

理气宽胸疏肝郁

别　　　名　枳壳花、酸橙、玳玳。

性 味 归 经　味甘、微苦，性平；归
　　　　　　　肝、胃经。

用 法 用 量　内服：煎汤，2~3 克；
　　　　　　　或泡茶。

营养成分

芳香油、黄酮、生物碱、强心苷、香豆素、酸芳樟酯、乙酸橙花酯、乙酸香叶酯、右旋柠檬烯、柠檬酸、水芹烯、维生素 B、维生素 C 等。

抗抑郁原理

代代花香气浓郁，具有疏肝和胃、理气解郁的功效，可镇定心情，解除紧张不安。此外，也有助于缓解压力所导致的腹泻，还有减脂瘦身的效果。

良方妙方

失眠、烦躁、肥胖、高血压、高脂血症：川芎 6 克，玫瑰花、茉莉花、代代花各 5 克，荷叶 2 克，蜂蜜适量。将药材放入杯中，倒入沸水，盖盖子闷泡约 10 分钟后，加入蜂蜜即可饮用。每日 1 剂，不拘时，代茶饮。

功用疗效

理气宽中，开胃止呕。用于胸脘痞闷，不思饮食，恶心呕吐，胃痛、腹痛。

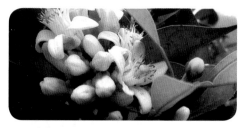

注意事项

孕妇不宜饮用。

经典论述

1.《饮片新参》："理气宽胸，开胃止呕。"

2.《浙江中药手册》："调气疏肝。治胸膈及脘腹痞痛。"

养生食谱

◆ 代代花茶

配　　方：代代花干品 3 克，蜂蜜适量。

做　　法：将代代花放入杯中，倒入沸水，盖盖子闷泡约 8 分钟。待茶水温热后调入蜂蜜饮用。

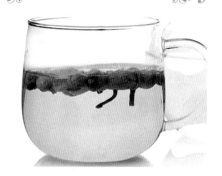

藏红花
活血化瘀散郁结

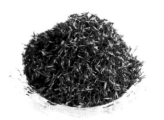

別　　　名　西红花、番红花、撒馥兰。

性 味 归 经　味甘，性平；归心、肝经。

用 法 用 量　煎汤，0.9~3 克；或浸酒。

营养成分

藏红花素、藏红花酸二甲酯、藏红花苦素、挥发油、维生素 B、类胡萝卜素、葡萄糖、氨基酸、皂苷等。

抗抑郁原理

藏红花富含维生素 B 和类胡萝卜素，能增加大脑中血清素含量。血清素是令人产生愉悦情绪的信使，几乎影响到大脑活动的每一个方面，可以调节情绪、精力、记忆力，故对抑郁症疗效显著。

良方妙方

伤寒发狂，惊怖恍惚：藏红花 0.6 克。水一盏，浸一宿，服之。

功用疗效

活血化瘀，散郁开结。治忧思郁结，胸膈痞闷，吐血，伤寒发狂，惊怖恍惚，妇女经闭，产后瘀血腹痛，跌扑肿痛。

注意事项

孕妇忌服。

经典论述

《饮膳正要》："主心忧郁积，气闷不散，久食令人心喜。"

养生食谱

◆ 红花三七茶

配　　方：藏红花 5 克，三七花 1 克。

做　　法：在杯中放入藏红花与三七花，加沸水，闷泡 5 分钟即可。

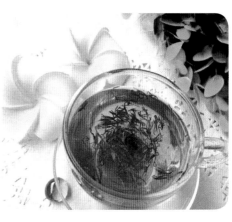

灵芝

镇静安神补心气

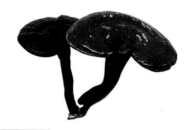

别　　　名　神芝、芝草、仙草。

性 味 归 经　味甘，性平；归肾、心经。

用 法 用 量　3~9克，水煎服。

营养成分

灵芝多糖、氨基葡萄糖、半乳糖、木糖、甘露糖、麦芽糖、糖醛酸、生物碱、挥发油、甘露醇、麦角甾固醇酶类以及人体必需的多种氨基酸、多肽类和微量元素。

抗抑郁原理

灵芝含有对中枢神经有抑制性作用的物质，故而灵芝具有镇静安神的功效，能改善睡眠，增加食欲，减轻或消除心悸、头痛、头晕症状，是精神抑郁和失眠患者的必备佳品。

良方妙方

虚劳咳嗽，气喘失眠，消化不良：人参叶6克，灵芝5克。上药研成粗末，用沸水冲泡，加盖闷10分钟即成。代茶饮。

功用疗效

补气安神，止咳平喘。用于眩晕不寐、心悸气短，虚劳咳喘。

注意事项

实证慎服。《本草经集注》："恶恒山。畏扁青、茵陈蒿。"

经典论述

《本草纲目》："甘温无毒，主治耳聋，利关节，保神，益精气，坚筋骨，好颜色，疗虚劳，治痔。"

养生食谱

◆ 蜂蜜灵芝茶

配　　方：灵芝5克，蜂蜜适量。

做　　法：

1. 将灵芝冲洗干净以后放入茶杯中。

2. 冲入沸水闷泡10分钟，待水稍温后调入蜂蜜即可饮用。

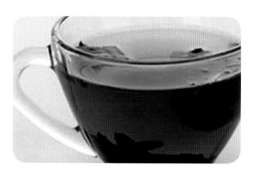

薰衣草

芳香提神缓身心

别　　　　名	灵香草、香草、黄香草。
性 味 归 经	味辛，性凉；归肝、肾经。
用 法 用 量	内服：煎汤，3~9克。外用：适量，捣敷。

营养成分

挥发油、芳樟醇、乙酸芳樟酯、桉树脑、β－罗勒烯对、乙酸薰衣草酯、薰衣草醇、萜－4－醇和樟脑等。

抗抑郁原理

薰衣草有"百草之王"的美誉，自古以来就广泛应用于医疗上，具有消除疲劳、提神醒脑的功效，其优雅的香气还能帮助平衡情绪、缓解大脑和肌肉紧张。

良方妙方

1. 香身美体：薰衣草粉5克撒到浴缸中。能够收缩全身皮肤，供给营养，香身美体，舒缓压力。

2. 美颜：取薰衣草粉10克，用水（或蛋清、牛奶）调和成糊状。均匀涂于面部，20分钟洗掉即可。

功用疗效

清热解毒，散风止痒。主头痛，头晕，口舌生疮，咽喉红肿，水火烫伤，风疹，疥癣。

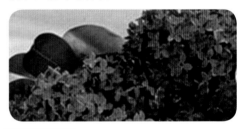

注意事项

薰衣草粉也是通经药，妇女怀孕初期应避免使用。

养生食谱

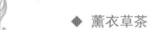

◆ 薰衣草茶

配　方：薰衣草（干花）3~5克，蜂蜜适量。

做　法：将薰衣草花放入杯中，加入沸水泡10分钟，调入蜂蜜，即可饮用。

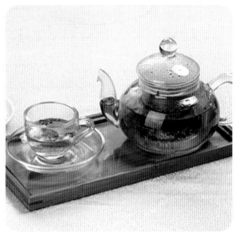

迷迭香
安定情绪助睡眠

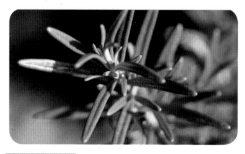

别　　　名　海洋之露、艾菊。

性味归经　味辛，性温。

用法用量　内服：煎汤，4.5~9克。外用：浸水洗。

营养成分

挥发油、橙皮苷、香叶木苷、滨蓟黄苷、结合卵果蕨苷、迷迭香酚、7-甲氧基迷迭香酚、迷迭香酸等。

抗抑郁原理

迷迭香被人认为是一种幸运的植物，气味芳香，香气有安定紧张情绪的作用。迷迭香提取物可降低抑郁患者脑部中影响情绪的胆碱酯酶浓度，改善激越型抑郁症。

良方妙方

防治脱发：迷迭香 5 克，玫瑰花 4 朵，鲜柠檬 1 片。将上述材料一起放入杯中，冲入沸水，盖盖子闷泡约 3 分钟后饮用。

功用疗效

发汗，健脾，安神，止痛。主各种头痛，防止早期脱发。

注意事项

孕妇及高血压者不宜饮用。

经典论述

《中国药用植物图鉴》："为强壮剂、发汗剂，且为健胃、安神药，能治各种头痛症。和硼砂混合做成浸剂，为优良的洗发剂，且能防止早期秃头。"

养生食谱

◆ 迷迭香薄荷茶

配　方：迷迭香干品、薄荷叶干品各 5 克。

做　法：将迷迭香、薄荷叶一起放入杯中，冲入沸水。盖盖子闷泡 10 分钟后饮用。

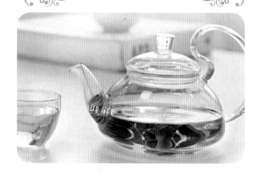

茉莉花

◆──◇▷ 理气解郁消紧张

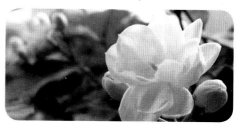

別　　　名　小南强、柰花、木梨花。

性 味 归 经　味辛、甘，性温；归脾、胃、肝经。

用 法 用 量　内服：煎汤，1.5~3克；或泡茶。

营养成分

苯甲醇、茉莉花素、安息香、芳樟醇、乙酸苯甲酯、须式－丁香烯、茉莉酸甲酯、苯甲酸甲酯等。

抗抑郁原理

茉莉花香气甜郁、清雅、幽远，沁人心脾，有"人间第一香"之美誉。饮用可安定情绪、消除神经紧张、去除口臭，还有防治腹痛、防治慢性胃炎、提神解郁、润肠通便、美容、明目的功效。

良方妙方

肝气郁结引起的胸肋疼痛：将茉莉花5克，白砂糖10克，加水500毫升煎，去渣饮用。

功用疗效

理气止痛，辟秽开郁。用于胸膈不舒，泻痢腹痛，头晕头痛，目赤，疮毒。

注意事项

茉莉花辛香偏温，火热内盛、燥结便秘者慎食。

经典论述

1.《饮片新参》："平肝解郁，理气止痛。"

2.《随息居饮食谱》："和中下气，辟秽浊。治下痢腹痛。"

养生食谱

◆ 茉莉花茶

配　方：茉莉花干品7克，冰糖适量。

做　法：在茶壶中放入茉莉花及适量沸水，闷泡5分钟，调入冰糖即可。

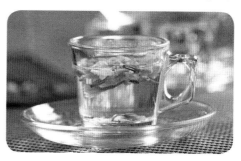

罗布麻叶
平肝安神抗抑郁

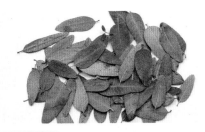

别　　　名	红麻、茶叶花、肚拉角。
性味归经	味甘、苦，性凉；归肝经。
用法用量	6~12克。煎服或开水泡服。

营养成分

金丝桃苷、芦丁、山奈素、异槲皮素、槲皮素、黄酮苷、有机酸、氨基酸、多糖苷、鞣质、甾醇、甾体皂苷元、三萜类物质等。

抗抑郁原理

罗布麻叶含有金丝桃苷、异槲皮素、槲皮素等成分，具有镇静、抗抑郁、降血脂、降压、强心等功效，适用于心悸失眠、抑郁、头晕头胀等症。

良方妙方

高血压：罗布麻叶5克，黄精10克。水煎代茶常饮。

功用疗效

平肝安神，清热利水。用于肝阳眩晕，心悸失眠，浮肿尿少；高血压，神经衰弱，肾炎浮肿。

注意事项

罗布麻叶不宜过量或长期服用，以免中毒。

经典论述

《中药大辞典》："清泻肝火、平肝息风。用于肝火炽盛之头痛眩晕、惊风抽搐。"

养生食谱

◆ 罗布麻炒西芹

配　方：罗布麻10克，西芹200克，盐、味精、芡粉、植物油各适量。

做　法：西芹洗净切菱形块飞水，罗布麻煎取浓汁调盐、味精、芡粉炒匀即可。

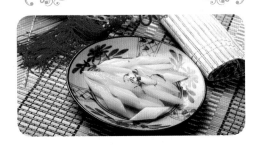

胡椒

行气温中抗抑郁

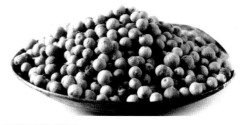

别　　　名　白胡椒、黑胡椒。

性味归经　味辛，性热；归胃、大肠经。

用法用量　0.6~1.5克，研粉吞服；外用适量。

营养成分

胡椒碱、胡椒林碱、椒辣碱、胡椒辣脂碱、挥发油、脂肪、淀粉、色素、蛋白质等。

抗抑郁原理

胡椒有"香料之王"的美称，它是世界上古老而著名的香料，其富含胡椒碱，能显著提高脑内5-羟色胺水平，具有较好的抗抑郁作用。

良方妙方

1. 胃痛：白胡椒、绿豆等份，共研细末，温黄酒送下，每次3克，每日2次。

2. 腹泻：将胡椒研细面，填满肚脐，外用胶布贴在脐上，将手掌按在脐上2~5分钟，隔日或隔2日换药1次。

功用疗效

温中散寒，下气，消痰。用于胃寒呕吐，腹痛泄泻，食欲不振，癫痫痰多。

注意事项

阴虚有火者忌服。

经典论述

《本草经疏》："其主下气、温中、祛痰，除脏腑中风冷者，总因肠胃为寒冷所乘，以致脏腑不调，痰气逆上，辛温暖肠胃而散风冷，则痰气降，脏腑和，诸证悉瘥矣。"

养生食谱

◆ 胡椒薏米粥

配　方：黑胡椒5克，薏米、红砂糖各15克，粳米50克。

做　法：将黑胡椒洗净，薏米洗净备用；黑胡椒、薏米、粳米同入锅中，锅加水适量烧沸，然后文火至米粒软烂，最后加入红砂糖即可。

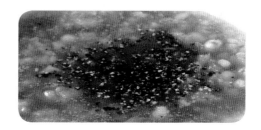

荜茇

温中止痛抗抑郁

别　　　名　荜拨、荜拨梨。

性 味 归 经　味辛，性热；归胃、大肠经。

用 法 用 量　1.5~3克。外用适量，研末塞龋齿孔中。

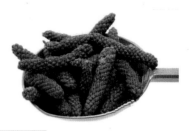

营养成分

胡椒碱、棕榈酸、四氢胡椒酸、4-甲撑二氧苯、哌啶、挥发油、N-异丁基癸二烯酰胺、芝麻素等。

抗抑郁原理

荜茇富含胡椒碱，能显著提高脑内5-羟色胺水平，具有较好的抗抑郁作用。

良方妙方

1. 痰饮恶心：荜茇，捣细箩为散，每于食前，用清粥饮调下1.5克。

2. 偏头痛：荜茇为末，令患者口中含温水，左边疼令左鼻吸1克，右边疼令右鼻吸1克。

功用疗效

温中散寒，下气止痛。用于脘腹冷痛，呕吐，泄泻，偏头痛；外治牙痛。

注意事项

实热及阴虚有火者慎用。

经典论述

《本草拾遗》："温中下气，补腰脚，杀腥气，消食，除胃冷。"

养生食谱

◆ 荜茇滑炒肉片

配　　方：荜茇6克，陈皮12克，猪里脊350克，西芹50克，植物油、葱、姜、盐、味精、料酒、胡椒粉、水淀粉各适量。

做　　法：荜茇、陈皮煎取浓汁，猪肉切片码味上浆，滑油至熟备用；锅中底油烧热煸香葱姜，入西芹块炒熟放肉片，下药汁、盐、味精、料酒、胡椒粉，勾芡炒匀即可。

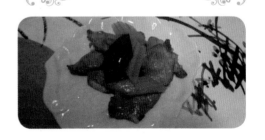

香附
行气解郁兼止痛

别　　　名　莎草、香附子、香头草。

性味归经　味辛、微苦、微甘，性平；归肝、脾、三焦经。

用法用量　内服：煎汤，5~10克；或入丸、散。

营养成分

葡萄糖、果糖、淀粉、挥发油、生物碱、α-香附酮、异长叶烯-5-酮、氧化石竹烯、桉油烯醇等。

抗抑郁原理

醋制香附中所含的挥发油能提高脑组织中5-羟色胺的含量，具有良好的抗抑郁作用。以香附为主药的中药复方柴胡疏肝散和越鞠丸临床抗抑郁疗效稳定。

良方妙方

1. 偏正头痛：川芎60克，香附(炒)120克。上为末。以茶调服，得腊茶清尤好。

2. 鼻衄：香附(为末)，妇人发(烧灰)，研匀，汤调2克服。

3. 心腹痛：香附子60克，蕲艾叶15克。上药以醋汤同煮熟，去艾，炒为末，米醋糊为丸，如梧桐子大。每服50丸，以白开水送下。

功用疗效

行气解郁，调经止痛。用于肝郁气滞，胸、胁、脘腹胀痛，消化不良，胸脘痞闷，寒疝腹痛，乳房胀痛，月经不调，经闭，痛经。

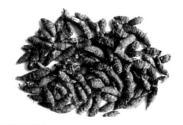

注意事项

气虚无滞，阴虚、血热者慎服。

养生食谱

◆ 玫瑰香附茶

配　方：玫瑰花1.5克，醋香附3克，冰糖适量。

做　法：玫瑰花剥瓣，洗净，沥干。醋香附以清水冲净，加2碗水熬煮约5分钟，滤渣，留汁。将备好的药汁再滚热时，置入玫瑰花瓣，加入冰糖搅拌均匀即可。

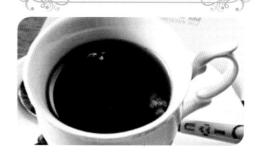

佛手

疏肝理气又止痛

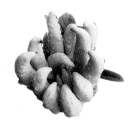

别　　　　名　佛手柑、佛手香橼。

性 味 归 经　味辛、苦、酸，性温；
　　　　　　　归肝、脾、肺经。

用 法 用 量　内服：煎汤，3~10克；
　　　　　　　或泡茶饮。

营养成分

挥发油、橙皮苷、柠檬油素、佛手内酯、柠檬内酯、胡萝卜苷、棕榈酸、琥珀酸、香叶木苷等。

抗抑郁原理

佛手富含丰富的挥发油，对慢性应激性所致抑郁有较强的干扰作用，用于治疗不思饮食、焦虑、抑郁等症效果显著。

良方妙方

1.食欲不振：佛手、枳壳、生姜各3克，黄连1克。水煎服，每日1剂。

2.肝胃气痛：鲜佛手12~15克，开水冲泡，代茶饮。或佛手、延胡索各6克，水煎服。

功用疗效

疏肝理气，和胃止痛。适用于肝胃气滞，胸胁胀痛，胃脘痞满，食少呕吐。

注意事项

阴虚有火、无气滞症状者慎服。

养生食谱

◆ 佛手酒

配　　方：佛手30克，白酒1000毫升。

做　　法：将佛手洗净，用清水润透后切小方片，待风吹略收水汽后，放入坛内，注入白酒，封口浸泡；每隔5天摇动1次，10天后滤去药渣即成。每日1次，每次20毫升。

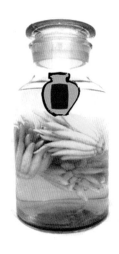

郁金

行气化瘀防郁结

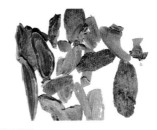

别　　　名　玉金、白丝郁金。

性 味 归 经　味辛、苦，性寒；归
　　　　　　　肝、心、肺经。

用 法 用 量　煎汤，3~9克。

营养成分

茨烯、樟脑、倍半萜烯、姜黄烯、姜黄素、脱甲氧基姜黄素、双脱甲氧基姜黄素、姜黄酮和芳基姜黄酮等。

抗抑郁原理

郁金入肝经，有行气解郁、活血消肿等功效，用于痰郁内阻、情绪抑郁、心烦意乱、失眠多梦，可与茯苓、菖蒲、合欢皮等同用。

良方妙方

1. 癫狂因忧郁而得，痰涎阻塞包络心窍者：白矾90克，郁金210克。米糊为丸，梧子大。每服50丸，水送下。

2. 妇人胁肋胀满，因气逆者：郁金、木香、莪术、牡丹皮。白汤磨服。

3. 自汗不止：郁金末，卧时调涂于乳上。

功用疗效

行气化瘀，清心解郁，利胆退黄。用于经闭痛经，胸腹胀痛、刺痛，热病神昏，癫痫发狂，黄疸尿赤。

注意事项

阴虚失血及无气滞血瘀者忌服，孕妇慎服。

经典论述

《本草纲目》："治血气心腹痛，产后败血冲心欲死，失心癫狂。"

养生食谱

◆ 茵陈郁金茶

配　　方：郁金6克，茵陈、绿茶各3克，蜂蜜或白糖适量。

做　　法：

1. 将茵陈、郁金、绿茶洗净放入杯中。

2. 用热水冲泡后，加入蜂蜜或白糖即可。

3. 每日1剂，不拘时，代茶饮。

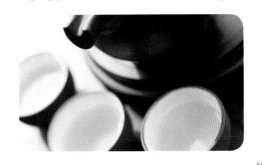

姜黄

破血行气抗抑郁

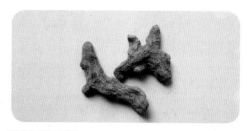

别　　　名　黄姜、毛姜黄、宝鼎香。

性味归经　味辛、苦，性温；归脾、肝经。

用法用量　煎汤，3~6克。

营养成分

姜黄素、去甲氧基姜黄素、姜黄酮、芳姜黄酮、姜烯、水芹烯、香桧烯、桉油素、莪术酮、莪术醇、丁香烯龙脑、樟脑等。

抗抑郁原理

姜黄富含姜黄素，能抑制MAO，增强单胺类递质利用率而发挥抗抑郁作用。

良方妙方

1. 诸疮癣初生时痛痒：姜黄适量，外敷。

2. 心绞痛：口服姜黄浸膏片或服姜黄散（与当归、木香和乌药配伍），可缓解心腹痛。

功用疗效

破血，行气，通经，止痛。用于心腹痞满胀痛，臂痛，癥瘕，妇女血瘀经闭，产后瘀停腹痛，跌扑损伤，痈肿。

注意事项

血虚而无气滞血瘀者忌服。

经典论述

《日华子本草》："治癥瘕血块，痈肿，通月经，治跌扑瘀血，消肿毒；止暴风痛冷气，下食。"

养生食谱

◆ 姜黄炒鸡丝

配　方：姜黄9克，鸡胸肉200克，胡萝卜丝50克，植物油、淀粉、盐、味精、葱花、姜末、料酒各适量。

做　法：鸡肉切丝码味上浆，滑油至熟，姜黄煎取浓汁调盐、味精、淀粉备用，锅中留底油煸香葱姜下鸡丝、胡萝卜丝，烹料酒，放入芡汁炒匀即可。

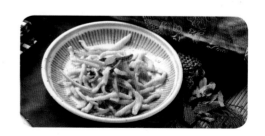

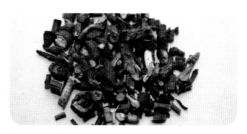

柴胡

疏肝解郁退烦热

别　　　名　地熏、茈胡、山菜。

性 味 归 经　味苦，性微寒；归肝、
　　　　　　　胆经。

用 法 用 量　煎汤，3~9克。

营养成分

山柰酚、异鼠李素、槲皮素、柴胡皂苷 B_2、柴胡皂苷 B_1、柴胡皂苷 D、柴胡皂苷 A 及 8 个柴胡多炔等。

抗抑郁原理

柴胡含山柰酚、槲皮素、柴胡皂苷、柴胡多炔等多个抗抑郁活性成分，可有效改善抑郁症患者的胸肋不适、失眠、精神抑郁、烦躁易怒等症状。

良方妙方

1. 神经衰弱、郁闷不乐、失眠健忘：合欢皮或花、首乌藤各 15 克，酸枣仁 10 克，柴胡 9 克，水煎服。

2. 感冒发热：柴胡、葛根各 10 克，黄芩 8 克，石膏 15 克，水煎服。

3. 黄疸：柴胡 6 克，甘草 3 克，白茅根 15 克，水煎服。

功用疗效

疏散退热，疏肝解郁，升阳举陷。用于感冒发热，寒热往来，胸胁胀痛，月经不调，子宫脱垂，脱肛。

注意事项

真阴亏损，肝阳上升者忌服。

经典论述

《神农本草经》："主心腹肠胃中结气，饮食积聚，寒热邪气，推陈致新。"

养生食谱

◆ 柴胡赤芍茶

配　方：柴胡 5 克，赤芍 4 克，枳壳 3 克，甘草、花茶各 2 克，蜂蜜适量。

做　法：

1. 将柴胡、赤芍、枳壳、甘草、花茶用水冲泡 10 分钟后，加入蜂蜜，即可饮用。

2. 每日 1 剂，不拘时，代茶饮。

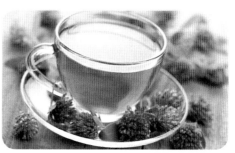

贯叶连翘

清热利湿舒肝郁

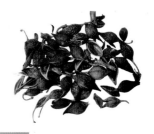

别　　　名　小过路黄、小种黄。

性 味 归 经　味辛微苦，性平；归
　　　　　　肝经。

用 法 用 量　9~15克。

营养成分

鞣质、挥发油、维生素C、胡萝
卜素、芸香苷、金丝桃苷、槲皮苷、
槲皮素、咖啡酸、绿原酸、少量皂苷、
β－谷甾醇等。

抗抑郁原理

贯叶连翘含抗抑郁有效成分苯丙
二蒽酮类化合物、黄酮类化合物、间
苯三酚类化合物，精神抑郁患者小量
应用，可增加食欲、体重及活动性。

良方妙方

1.黄疸肝炎：贯叶连翘60克。煎
水服。

2.汤火灼伤：贯叶连翘研末，调
麻油搽。

功用疗效

舒肝解郁，清热利湿，消肿止痛。
用于治疗气滞郁闷，关节肿痛，小便
不利。

经典论述

1.《贵州草药》："清热，解毒，通
乳，利湿。"

2.《贵州民间方药集》："收敛止
血。治咯血，吐血，刀伤出血；外用
消无名肿毒，治痄腮，消咽喉热。"

养生食谱

◆ 连翘茶

配　　方：贯叶连翘60克，枸杞
子、甘草各10克，蜂蜜适量。

做　法：

1.将连翘、枸杞子、甘草放入锅
中，用水煎煮。

2.用茶漏滤取药汁液，温热时放
入适量蜂蜜即可饮用。

3.每日1剂，代茶频饮。

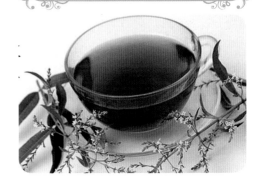

银杏叶

活血化瘀平喘咳

别　　　名　飞蛾叶、鸭脚子、
白果叶。

性 味 归 经　味甘、苦、涩，性
平；归心、肺经。

用 法 用 量　9~12克。

营养成分

蛋白质、维生素、生物碱、糖、淀粉、银杏双黄酮、异银杏双黄酮、芸香苷、山柰素、槲皮素、异鼠李素、银杏内酯、白果酯等。

抗抑郁原理

银杏叶含黄酮类、银杏内酯和白果酯，具有改善中枢神经系统血液循环和较强的自由基清除作用，银杏叶片现已应用于临床，作为抑郁症的辅助治疗药物。

良方妙方

1. 心绞痛：银杏叶5克。上药洗净，切碎，开水焖泡半小时。每日1次，代茶饮。

2. 冠状动脉粥样硬化性心脏病：银杏叶、瓜蒌、丹参各15克，郁金10克，甘草5克，薤白12克。水煎服。每日1剂，早、晚各服1次。

功用疗效

敛肺，平喘，活血化瘀，止痛。用于肺虚咳喘，冠心病，心绞痛，高血脂症。

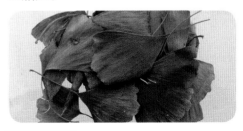

注意事项

银杏叶不能与茶叶和菊花一同泡茶喝。有实邪者忌用。

经典论述

《中药志》："敛肺气，平喘咳，止带浊。治痰喘咳嗽，白带白浊。"

养生食谱

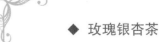

◆ 玫瑰银杏茶

配　　方：玫瑰花15克，银杏叶11克，蜂蜜少许。

做　　法：将所有茶材放入杯中，加沸水，闷泡20分钟，调入蜂蜜即可。

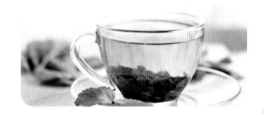

刺五加
益气健脾又安神

别　　　名　刺拐棒、刺木棒。

性 味 归 经　味甘、微苦，性温；归
　　　　　　脾、肺、心、肾经。

用 法 用 量　6~15克。

营养成分

糖苷、多糖、异秦皮定、芝麻素、硬脂酸、绿原酸、β-谷甾醇、白桦脂酸、苦杏仁苷等。

抗抑郁原理

刺五加含多种苷类、黄酮等活性成分以及多种氨基酸和微量元素，能改善人的自我感觉、记忆力，提高人的情绪和工作能力，并使睡眠正常，具有明显的抗抑郁作用。

良方妙方

1.气虚乏力，少食，失眠健忘：刺五加100克，远志60克。上药共研为细末。每次3~5克，用温开水送服。

2.神经衰弱：刺五加、菌灵芝（先熬）、首乌藤各30克，酸枣仁、茯神、当归、熟地黄、五味子、合欢皮各15克，磁石40克。水煎服。

功用疗效

益气健脾，补肾安神。用于脾肾阳虚，体虚乏力，食欲不振，腰膝酸痛，失眠多梦。

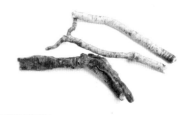

注意事项

阴虚火旺者慎服。

经典论述

《神农本草经》："补中益精，坚筋骨，强志意，久服轻身耐老。"

养生食谱

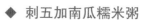

◆ 刺五加南瓜糯米粥

配　　方：刺五加30克，南瓜20克，糯米50克。

做　　法：刺五加洗净，南瓜去皮切粒，糯米洗净，砂锅中放入南瓜和糯米并放入少量的水，再放入刺五加一同煲沸后文火煲35分钟即可。

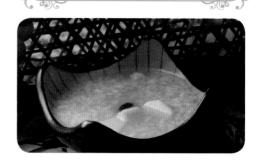

天麻

平肝息风抗抑郁

别　　　名　明天麻、赤箭、定风草根。

性 味 归 经　味甘，性平；归肝经。

用 法 用 量　3~10克。

营养成分

蛋白质、氨基酸、维生素A、天麻素、香荚兰素、天麻多糖以及铁、锌、氟、锰、碘等。

抗抑郁原理

天麻所含的天麻素可以逆转慢性不可预见性应激（CUS）引起的抑郁行为，在治疗头痛、改善学习记忆、抗抑郁等方面均有良好的作用。

良方妙方

偏正头痛，眩晕欲倒：天麻15克，川芎60克。上药为细末，炼蜜为丸。每次服9克，饭后细嚼，茶酒任下。

功用疗效

平肝息风，止痉。用于头痛眩晕，肢体麻木，小儿惊风，癫痫抽搐，破伤风。

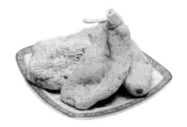

注意事项

口干便闭者忌服；气血虚甚者慎服。

经典论述

1.《本草汇言》："主头风，头痛，头晕虚旋，癫痫强痉，四肢挛急，语言不顺，一切中风，风痰。"

2.《日华子本草》："助阳气，补五劳七伤，通血脉，开窍。"

养生食谱

◆ 天麻炖鱼头

配　　方：天麻30克，大鱼头1只，淮山药20克，小枣10枚。

做　　法：天麻洗净切成片，鱼头洗净，用油煎半熟，下葱姜、淮山药、小枣、天麻、清水，大火炖至鱼头酥烂，汤汁奶白，调好口味即可食用。

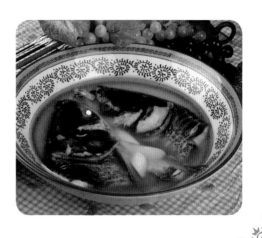

薄荷

散风清热善解郁

别　　　名	蕃荷菜、南薄荷、夜息花。
性 味 归 经	味辛，性凉；归肺、肝经。
用 法 用 量	3~6克。

营养成分

挥发油、薄荷醇、薄荷酮、乙酸薄荷酯、柠檬烯、异薄荷酮、蒎烯、薄荷烯酮、树脂及少量鞣质、迷迭香酸等。

抗抑郁原理

薄荷味道沁人心脾、芳香怡人，有很好的疏肝解郁的功效，能改善抑郁、暴躁等不良情绪，也可用于缓解工作压力。在食用上，薄荷既可作为调味剂，又可作香料，还可配酒、泡茶等。

良方妙方

1.风热头痛：薄荷15克，桑叶、菊花、杏仁各10克。上述药共放锅内，加水500毫升，煮沸10分钟即可，取药汁代茶饮，每日1剂。

2.荨麻疹：薄荷、蝉蜕各30克。两味共研为细末，每次服5克，小儿酌减。每天3次，用温开水送服。

3.伤风鼻塞：豆腐2块，鲜薄荷叶50克，鲜葱3条，加2碗水煎，待煎至水减半时即趁热食用。

功用疗效

散风热，清头目，利咽喉，透疹，解郁。用于风热表证，头痛目赤，咽喉肿痛，麻疹不透，肝郁胁痛。

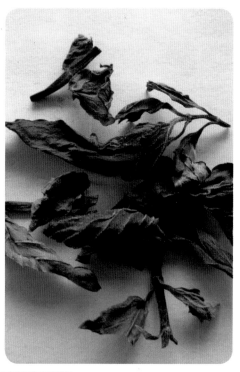

注意事项

阴虚血燥，肝阳偏亢，表虚汗多者忌服。

经典论述

《本草新编》："薄荷，不特善解风邪，尤善解忧郁，用香附以解郁，不若用薄荷解郁之更神。薄荷入肝胆之经，善解半表半里之邪，较柴胡更为轻清。"

养生食谱

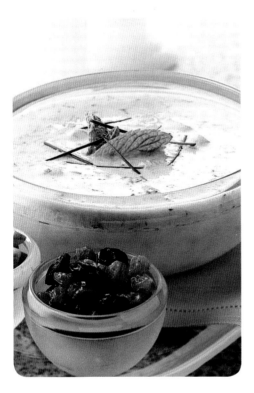

◆ 蜂蜜薄荷茶

配　方：鲜薄荷枝叶 8 克，蜂蜜 15 毫升，绿茶 1 包。

做　法：将薄荷枝叶和绿茶一同放入杯中，加沸水，闷泡 20 分钟，冷却后调入蜂蜜。

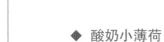

◆ 酸奶小薄荷

配　方：鲜薄荷 10 克，酸奶 100 毫升。

做　法：鲜薄荷叶洗净切碎，均匀搅拌放入酸奶中即可。

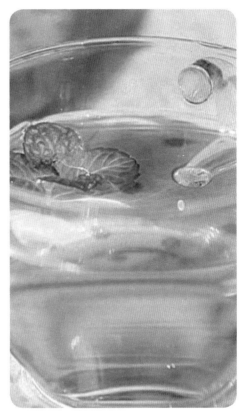

枸杞子

滋补肝肾安心神

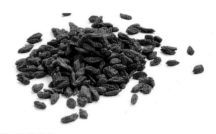

别　　　名　枸杞豆、血杞子。

性 味 归 经　味甘，性平；归肝、肾经。

用 法 用 量　煎汤，5~15克；或入丸、散、膏、酒剂。

营养成分

氨基酸、枸杞多糖、胡萝卜素、硫胺素、维生素 B_2、烟酸、维生素 C、甜菜碱、玉蜀黍黄质、酸浆果红素、隐黄质、东莨菪素等。

抗抑郁原理

枸杞子含枸杞多糖等多种活性成分，具有调节机体免疫功能、抗疲劳、抗应激、抗氧化损伤及神经保护等功效，具有明确的抗抑郁作用。

良方妙方

1. 抑郁症：枸杞子30克水煎服或泡茶饮；或用枸杞子30克，巴戟天、贯叶连翘各15克水煎服或泡茶饮。

2. 糖尿病：枸杞子15克，开水冲于杯中，稍候服用。

功用疗效

滋补肝肾，益精明目。用于虚劳精亏，腰膝酸痛，眩晕耳鸣，内热消渴，血虚萎黄，目昏不明。

注意事项

外邪实热，脾虚有湿及泄泻者忌服。

经典论述

1.《本草纲目》："滋肾，润肺，明目。"

2.《药性论》："能补益精诸不足，易颜色，变白，明目，安神。"

养生食谱

◆ 枸杞粳米粥

配　　方：枸杞子15克，粳米100克，白糖20克。

做　　法：

1.将枸杞子、粳米洗净备用。

2.锅中放水600毫升，开锅后加粳米文火煮15分钟后，加枸杞子、白糖煮至黏稠即可。

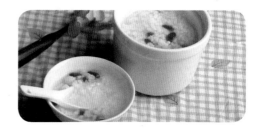

白芍

平肝止痛抗抑郁

别　　　名	生白芍、白芍药、杭芍。
性 味 归 经	味苦、酸，性微寒；归肝、脾经。
用 法 用 量	内服：煎汤，5~12克；或入丸、散。

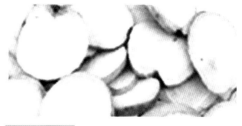

营养成分

芍药苷、氧化芍药苷、芍药内酯苷、白芍苷、药苷无酮、芍药新苷、芍药内酯、胡萝卜苷、右旋儿茶精、挥发油。

抗抑郁原理

白芍中所含的芍药苷、芍药内酯苷能增加大脑内去甲肾上腺素、血清素的含量，可影响中枢单胺神经功能，具有明显的抗抑郁作用。

良方妙方

体虚多汗：白芍 12 克，桂枝 10 克，甘草 6 克，加入切成厚片的生姜 3 片，大枣 5 个，水煎服。

功用疗效

平肝止痛，养血调经，敛阴止汗。用于头痛眩晕，胁痛，腹痛，四肢挛痛，血虚萎黄，自汗盗汗，月经不调，崩漏，带下。

注意事项

虚寒腹痛泄泻者慎服。

经典论述

1.《神农本草经》："主邪气腹痛，除血痹，破坚积，治寒热疝瘕，止痛，利小便，益气。"

2.《名医别录》："通顺血脉，缓中，散恶血，逐贼血，去水气，利膀胱、大小肠，消痈肿，（治）时行寒热，中恶腹痛，腰痛。"

养生食谱

◆ 当归白芍茶

配　　方：当归 10 克，白芍 15 克。

做　　法：将上述材料一起放入杯中，冲入沸水，盖上盖子，闷泡约 15 分钟后饮用。

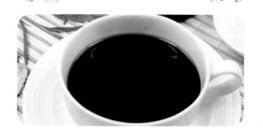

甘草

补脾益气壮筋骨

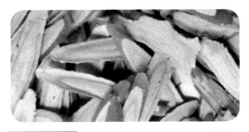

别　　　名　红甘草、甜草、甜草根。

性 味 归 经　味甘，性平；归心、肺、脾、胃经。

用 法 用 量　2~6克。

营养成分

甘草甜酸、糖类、氨基酸、甘草总黄酮、甘草酸、甘草次酸、三萜类、甘草苷、甘草酸二胺等。

抗抑郁原理

甘草含甘草苷、甘草酸二胺等活性成分，可增加抗氧化酶的活性，阻止脂质的过氧化，降低慢性应激对大脑的氧化损伤，从而实现抗抑郁作用。

良方妙方

失眠、烦热、心悸：甘草3克，石菖蒲1.5~3克。水煎服。每日一剂，分两次内服。

功用疗效

补脾益气，清热解毒，祛痰止咳，缓急止痛，调和诸药。用于脾胃虚弱，倦怠乏力，心悸气短，咳嗽痰多，脘腹、四肢挛急疼痛，痈肿疮毒，缓解药物毒性、烈性。

注意事项

实证中满腹胀忌服。痢疾初发者不可服用。

经典论述

《日华子本草》："安魂定魄。补五劳七伤，一切虚损、惊悸、烦闷、健忘。通九窍，利百脉，益精养气，壮筋骨，解冷热。"

养生食谱

◆ 甘草菊花饮

配　　方：甘草12克，杭白菊10克，绿豆50克。

做　　法：

1. 甘草、菊花洗净煎煮后去药渣。

2. 绿豆洗净加水煮至软烂再投入药汁搅匀即可。

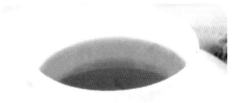

第二节　常用中药单方验方

中医药在防治抑郁症方面自古就有很多相关的记载。金元时期，名医朱丹溪指出："气血冲和，百病不生，一有拂郁，诸病生焉。故人生诸病，多生于郁。"到明清时期，诸医家对郁证的认识更加深化完善，认识到情志因素在郁证产生中的作用，提出药物加心理治疗的综合疗法，一直沿用至今。

一、常用单方

单方就是只有一两味药组成的处方，本书所选用的单方与其他方剂不同之处在于有很强的抗抑郁作用，用药专一，药力集中，剂量较大，当然这需要在医生的指导下应用。

根据药性分类选用

解表剂：紫苏、薄荷、菊花、柴胡、淡豆豉等。

清热剂：栀子、淡竹叶、黄连、败酱等。

化痰止咳剂：竹茹、礞石等。

芳香化湿剂：砂仁、石菖蒲等。

消食剂：莱菔子、山楂、鸡内金等。

行气剂：枳实、橘皮、青皮、木香、香附、薤白、佛手等。

开窍剂：麝香、安息香等。

平肝剂：珍珠母、白芍、牡蛎、磁石等。

安神剂：朱砂、琥珀、酸枣仁、柏子仁、灵芝、首乌藤、远志、瓜子金、合欢、酸枣仁等。

利水渗湿剂：茯苓、茯神等。

活血祛瘀剂：川芎、丹参、郁金等。

补益剂：人参、党参、五味子、百合、大枣等。

根据抑郁症状选用

失眠：灵芝、柏子仁、首乌藤、酸枣仁、远志等。

心悸易惊：朱砂、琥珀、磁石、茯神、人参等。

精力减退、易疲劳：人参、大枣、党参、五味子、灵芝等。

健忘：远志、丹参、五味子、人参、合欢等。

心烦：淡豆豉、栀子、淡竹叶、黄连、竹茹等。

胸闷、喜叹息：紫苏、枳实、莱菔子、砂仁、橘皮等。

呆滞：石菖蒲、麝香、安息香、郁金、黄连等。

周身不适、疼痛：柴胡、青皮、木香、香附、薤白等。

头痛血压高者：菊花、珍珠母、龙骨、牡蛎、磁石、白芍等。

饮食差：陈皮、山楂、鸡内金、砂仁、莱菔子等。

二、常用中药复方

柴胡疏肝散

——《景岳全书》

【组成】柴胡、枳壳、陈皮、川芎、香附各6克，芍药9克，炙甘草3克。

【用法】水煎服。

【主治】肝气郁滞证。胁肋疼痛，胸闷善太息，情志抑郁易怒，或嗳气，脘腹胀满，脉弦。

【方解】本方由四逆散加川芎、香附、陈皮而成。方中柴胡、香附、枳壳、陈皮疏肝解郁，理气和中；川芎、芍药、甘草活血定痛，柔肝缓急。

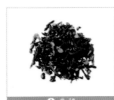
★柴胡

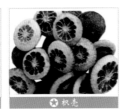
★枳壳

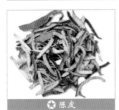
★陈皮

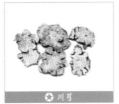
★川芎

★香附

★芍药

★炙甘草

【加减】胁肋胀满疼痛较甚者，可加郁金、青皮、佛手疏肝理气。肝气犯胃，胃失和降，而见嗳气频作，脘闷不舒者，可加旋覆花、代赭石、紫苏梗、法半夏和胃降逆。兼有食滞腹胀者，可加神曲、麦芽、山楂、鸡内金消食化滞。肝气乘脾而见腹胀、腹痛、腹泻者，可加苍术、茯苓、乌药、白豆蔻健脾除湿，温经止痛。兼有血瘀而见胸胁刺痛，舌质有瘀点、瘀斑，可加当归、丹参、郁金、红花活血化瘀。

丹栀逍遥散

——《内科摘要》

【组成】栀子9克，柴胡、当归、白芍、白术、茯苓、生姜各15克，牡丹皮、薄荷、炙甘草各6克。

【用法】共为粗末，每服6~9克，煨姜、薄荷少许，共煎汤温服，每日3次。亦可作汤剂，水煎服，用量按原方比例酌减。亦有丸剂，每服6~9克，每日服2次。

【主治】肝脾血虚、化火生热等证，在临床上广泛应用于治疗抑郁、焦虑等情绪失调病症，临床效果确切。

【方解】丹栀逍遥散属于疏肝解郁类中药，用于治疗为肝郁血虚、脾失健运之证的抑郁症。中医认为，肝为藏血之脏，性喜条达而主疏泄，在五行中属木，在情志方面主怒。若七情郁结，肝失条达，或阴血暗耗，或生化之源不足，肝体失养，皆可使肝气横逆，胁痛，寒热，头痛，目眩等证随之而起。此类症状与西医的抑郁症的临床症状有较强的联系。本方含有柴胡，有疏肝解郁，使肝气得以调达之功，为君药；当归甘辛苦温，养血和血；白芍酸苦微寒，养血敛阴，柔肝缓急；牡丹皮、栀子清肝泄热，为臣药。白术、茯苓健脾去湿，使运化有权，气血有源，炙甘草益气补中，缓肝之急，为佐药。薄荷有疏散郁遏之气，透达肝经郁热之用；烧生姜温胃和中，为使药。使用加减丹栀逍遥散，可以补肝柔肝，气血兼顾，肝脾并治。

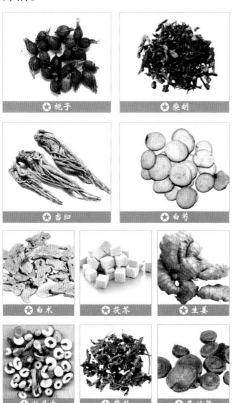

★栀子　　　★柴胡

★当归　　　★白芍

★白术　　★茯苓　　★生姜

★牡丹皮　　★薄荷　　★炙甘草

【加减】热势较甚，口苦、大便秘结者，可加龙胆草、大黄泻热通腑。肝火犯胃而见胁肋疼痛、口苦、嘈杂吞酸、嗳气、呕吐者，可加黄连、吴茱萸（即左金丸）清肝泻火，降逆止呕。肝火上炎而见头痛、目赤、耳鸣者，加菊花、钩藤、刺蒺藜清热平肝。热盛伤阴，而见舌红少苔、脉细数者，可去原方中当归、白术、生姜之温燥，酌加生地黄、麦冬、山药滋阴健脾。

半夏厚朴汤

——《金匮要略》

【组成】半夏、茯苓各12克，厚朴9克，生姜15克，紫苏叶6克。

【用法】水煎服。

【主治】治疗因痰气郁结于咽喉所致的抑郁症。

【方解】半夏厚朴汤为健脾化痰类中药。本证病位在脾，中医认为，脾在五行中属土，在情志方面主思，因脾性喜燥恶湿，若情志不遂，肝气郁结，肺胃失于宣降，脾失健运，津液不布，聚而为痰，痰气相搏，结于咽喉。气不行则郁不解，痰不化则结难散，故确立治则为行气散结、化痰降逆。以半夏辛温入肺胃，化痰散结，降逆和胃；厚朴苦辛性温，下气除满，助半夏散结降逆；茯苓甘淡渗湿健脾，以助半夏化痰；生姜辛温散结，和胃止呕；紫苏叶芳香行气，理肺舒肝，助厚朴行气宽胸、宣通郁结之气。本方合理加减运用后可以使郁气舒畅，痰湿得化。

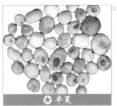
★半夏

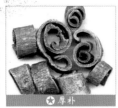
★厚朴

★茯苓

★生姜

★紫苏叶

【加减】湿郁气滞而兼胸痞闷、嗳气、苔腻者，加香附、佛手片、苍术理气除湿；痰郁化热而见烦躁、舌红、苔黄者，加竹茹、瓜蒌、黄芩、黄连清化痰热；兼有瘀血，而见胸胁刺痛、舌质紫暗或有瘀点瘀斑、脉涩者，可加郁金、丹参、降香、片姜黄活血化瘀。

甘麦大枣汤

——《金匮要略》

【组成】小麦 15 克，甘草 9 克，大枣 5 枚。

【用法】水煎服。

【主治】因心脾不足而引起精神恍惚、不能自主、悲伤欲哭、呵欠频作等症。

【方解】方中小麦味甘微寒，养心安神；甘草甘平，补脾益气而养心气；大枣性味甘温，补中益气，并润脏燥。配合同用，共奏养心安神、补脾益气之功。

★小麦

★甘草

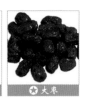
★大枣

【加减】血虚生风而见手足蠕动或抽搐者，加当归、生地黄、珍珠母、钩藤养血息风；躁扰失眠者，加酸枣仁、柏子仁、茯神、制首乌等养心安神；表现喘促气逆者，可合五磨饮子开郁散结，理气降逆。

归脾汤

——《正体类要》

【组成】白术、茯苓、炙黄芪、龙眼肉各 30 克，党参、酸枣仁各 15 克，木香、甘草各 9 克，当归、远志各 10 克，大枣 5 枚。

【用法】加生姜 3 片，水煎服。

【主治】心脾两虚，气血不足，心悸健忘，失眠多梦，发热，体倦食少，面色萎黄，舌质淡，苔薄白，脉细弱。

【方解】方中以党参、炙黄芪、白术、甘草甘温之品补脾益气以生血，使气旺而血生；当归、龙眼肉甘温补血养心；茯苓、酸枣仁、远志宁心安神；木香辛香而散，理气醒脾，与大量益气健脾药配伍，复中焦运化之功，又能防大量益气补血药滋腻碍胃，使补而不滞，滋而不腻；用法中姜、枣调和脾胃，以资化源。

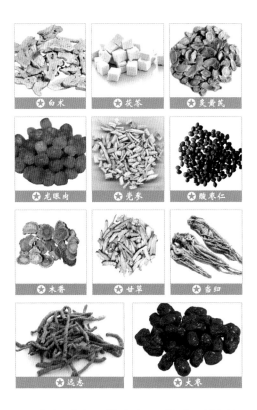

☆白术　　☆茯苓　　☆炙黄芪

☆龙眼肉　　☆党参　　☆酸枣仁

☆木香　　☆甘草　　☆当归

☆远志　　☆大枣

【加减】心胸郁闷，情志不舒者，加郁金、佛手片理气开郁；头痛加川芎、白芷活血祛风而止痛。

天王补心丹

——《校注妇人良方》

【组成】人参（去芦）、茯苓、玄参、丹参、桔梗、远志各15克，当归（酒浸）、五味子、麦冬（去心）、天冬、柏子仁、酸枣仁（炒）各30克，生地黄120克。

【用法】上药共为细末，炼蜜为小丸，用朱砂水飞9~15克为衣，每服6~9克，温开水送下，或用桂圆肉煎汤送服；亦可改为汤剂，用量按原方比例酌减。

【主治】治疗由忧思太过，心肾两亏，阴虚血少，虚火内扰所致的抑郁类疾病。

【方解】本方属于养阴安神类中药。中医认为，心为君主之官，在五行中属火，在情志方面属喜，主神明。抑郁症在中医看来，为心失所养，阴亏血少，最终导致神志不安。因此可以用生地黄养心血，滋肾阴。以天冬、麦冬滋阴清热，酸枣仁、柏子仁养心安神，当归补血润燥，养心安神，茯苓、远志养心安神；人参补气以生血，五味子之酸以敛心气，安心神；丹参清心活血，朱砂镇心安神，桔梗载药上行，使药力缓留于上部心经。临床上，天王补心丹合理加减运用后可致养心血、安心神之功，以此缓解抑郁症。

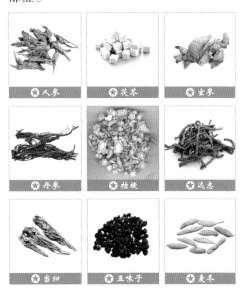

☆人参　　☆茯苓　　☆玄参

☆丹参　　☆桔梗　　☆远志

☆当归　　☆五味子　　☆麦冬

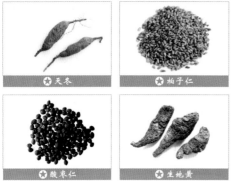

★天冬　★柏子仁　★酸枣仁　★生地黄

【加减】心肾不交而见心烦失眠，多梦遗精者，可合交泰丸（黄连、肉桂）交通心肾；遗精较频者，可加芡实、莲须、金樱子补肾固涩。

血府逐瘀汤

——《医林改错》

【组成】当归、生地黄、红花各9克，桃仁12克，赤芍、枳壳各6克，川芎、桔梗各4.5克，牛膝10克，柴胡、甘草各3克。

【用法】水煎服。

【主治】症状为瘀血内阻胸部，气机郁滞所致的抑郁症。

【方解】本方属于活血化瘀类中药。中医认为，肝郁气滞、瘀血内阻是抑郁症发病的基本病因。因此确立治则为活血化瘀，兼以行气止痛。方中以桃仁破血行滞而润燥，红花活血祛瘀以止痛。赤芍、川芎助君药活血祛瘀，牛膝活血通经，祛瘀止痛，引血下行。生地黄、当归养血益阴，清热活血；桔梗、枳壳，一升一降，宽胸行气；

柴胡疏肝解郁，升达清阳；桔梗载药上行，甘草调和诸药。合理加减运用，从而达到活血化瘀，疏通肝气，行气止痛的良好疗效。

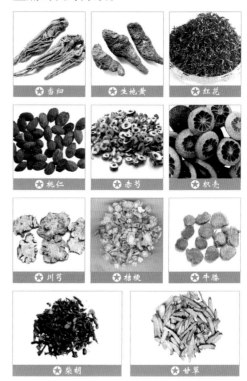

★当归　★生地黄　★红花　★桃仁　★赤芍　★枳壳　★川芎　★桔梗　★牛膝　★柴胡　★甘草

开心散

——《太平惠民和剂局方》

【组成】远志、石菖蒲各60克，人参、茯苓各90克。

【用法】共为细末，每次口服4克，日服3次，白开水送服。

【主治】心气不定，五脏不足，恍惚振悸。现代中医临床研究表明，此方加减运用可以用于治疗焦虑、健忘、抑郁等精神类疾病。

【方解】开心散是古代中医治疗情

志不疏的常用方。方中以茯苓利水渗湿，健脾；人参大补元气，补脾益肺；远志安神益智；石菖蒲开窍豁痰，醒神益智。

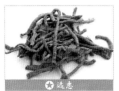
★远志

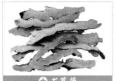
★石菖蒲

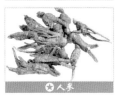
★人参

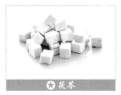
★茯苓

三、常用中成药

巴戟天寡糖胶囊

主要成分：巴戟天寡糖，本品有温补肾阳功效。用于轻中度抑郁症中医辨证属于肾阳虚证者，症见抑郁情绪、心绪低落、失眠多梦、疲倦乏力等。

用法用量：口服。一次1粒，一日2次；用药2周后如症状减轻不明显可增加剂量为一次2粒，一日2次。总疗程为6周。

解郁丸

主要成分：白芍、柴胡、当归、郁金、茯苓、百合、合欢皮、甘草、小麦、大枣；有疏肝解郁，养心安神的功效。用于肝郁气滞，心神不安所

致胸肋胀满，郁闷不舒，心烦心悸，易怒，失眠多梦。

用法用量：口服。一次4克，一日3次。

舒肝解郁胶囊

主要成分：贯叶金丝桃、刺五加。有舒肝解郁，健脾安神功效。适用于轻、中度单相抑郁症属肝郁脾虚证者，症见情绪低落、兴趣下降、迟滞、入睡困难、早醒、多梦、紧张不安、急躁易怒、食少纳呆、胸闷、疲乏无力、多汗、疼痛等症。

用法用量：口服。一次2粒，一日2次，早晚各1次。疗程为6周。肝功能不全的患者慎用。

白草香解郁安神胶囊

主要成分：夏枯草、白芍、合欢花、酸枣仁（炒）、柴胡、香附、地黄、五味子、首乌藤。辅料为硬脂酸镁。有疏肝，解郁，安神的功效。用于失眠症属肝气郁结症，症见失眠、情志不舒、胸胁胀闷或疼痛、口苦、腹胀、脉弦。

用法用量：口服。一次4粒，一日2次，晚饭后及临睡前各服1次。

解郁安神颗粒

主要成分：柴胡、大枣、石菖蒲、姜半夏、炒白术、浮小麦、制远志、炙甘草、炒栀子、百合、胆南星、郁金、

龙齿、炒酸枣仁、茯苓、当归。辅料为蔗糖粉。有疏肝解郁，安神定志的功效。用于情志不畅、肝郁气滞所致的失眠、心烦、焦虑、健忘；神经官能症、更年期综合征见上述症状者。

用法用量：开水冲服。一次1袋，一日2次。

十一味维命胶囊

主要成分：沉香、肉豆蔻、广枣、天竺黄、乳香、木香、诃子、木棉花、丁香、牦牛心、阿魏。有镇静安神的功效。用于"索龙"病引起的神志紊乱、惊悸、哑结、失眠多梦，头晕目眩。

用法用量：口服。一次2~3粒，一日2次。饭后服用。

安乐胶囊

主要成分：柴胡、当归、川芎、茯苓、钩藤、首乌藤、白术（炒）、甘草。有舒肝解郁，定惊安神的功效。用于精神抑郁，惊恐失眠，胸闷不适，纳少神疲，对神经官能症、更年期综合征及小儿夜啼、磨牙等症状者亦可使用。

用法用量：口服。一次2~3粒，一日3次。

蒲郁胶囊

主要成分：苦参、石菖蒲、柴胡、郁金、白芍、龙骨、牡蛎、酸枣仁、五味子、枳壳、厚朴。有清心化痰，疏肝解郁的功效。用于肝郁化火之神经衰弱，症见失眠，多梦，心中烦热，易怒。

用法用量：口服。一次2~3粒，一日3次。孕妇、哺乳期妇女禁用。

第四章

手到病除——穴位理疗抗抑郁

第一节 找准穴位的方法技巧

正确取穴对艾灸、拔罐、按摩、刮痧疗效的影响很大。因此，准确地选取腧穴，也就是腧穴的定位，一直为历代医家所重视。

骨度分寸法

骨度分寸法，始见于《灵枢·骨度》篇。是以骨节为主要标志测量周身各部的大小、长短，并依其比例折算尺寸作为定穴标准的方法。不论男女、老少、高矮、肥瘦都是一样。如腕横纹至肘横纹作 12 寸，也就是将这段距离划成 12 等分，取穴就以它作为折算的标准。常用的骨度分寸见常用骨度分寸表（见下页）。

手指比量法

以患者手指为标准来定取穴位的方法，又称"同身寸"。由于生长规律的缘故，人类机体的各个局部间是相互关联的。由于选取的手指不同，节段也不同，手指比量法可分作以下几种。

中指同身寸法：是以患者的中指中节屈曲时内侧两端纹头之间作为 1 寸，可用于四肢部取穴的直寸和背部取穴的横寸。

拇指同身寸法：是以患者拇指指关节的横度作为 1 寸，亦适用于四肢部的直寸取穴。

横指同身寸法：亦名"一夫法"，是令患者将食指、中指、无名指和小指并拢，以中指中节横纹处为准，四指横量作为 3 寸。

体表标志取穴法

以人体表面具有特征的部位作为标志，而定取穴位的方法称为体表标志取穴法，又称自然标志取穴法。人体的自然标志取穴法有两种：

◤ 固定标志法

即是以人体表面固定不移，又有明显特征的部位作为取穴标志的方法。如人的五官、爪甲、乳头、肚脐等作为取穴的标志。

◤ 活动标志法

是依据人体某局部活动后出现的隆起、凹陷、孔隙、皱纹等作为取穴标志的方法。如曲池屈肘取之。

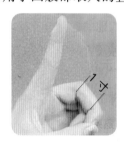
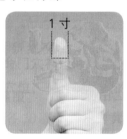
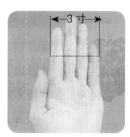

常用骨度分寸表

分部	起止点	常用骨度	度量法	说明
头部	前发际至后发际	12寸	直寸	如前后发际不明，从眉心量至大椎穴作18寸，眉心至前发际3寸，大椎穴至后发际3寸
	耳后两完骨（乳突）之间	9寸	横寸	用于量头部的横寸
胸腹部	天突至歧骨（胸剑联合）	9寸	直寸	胸部与肋部取穴直寸，一般根据肋骨计算，每一肋骨折作1寸6分（天突至璇玑可作1寸，璇玑至中庭，各穴间可作1寸6分计算）
	歧骨至脐中	8寸		
	脐中至横骨上廉（耻骨联合上缘）	5寸		
	两乳头之间	8寸	横寸	胸腹部取穴的横寸，可根据两乳头之间的距离折量。女性可用左右缺盆穴之间的宽度来代替两乳头之间的横寸
背腰部	大椎以下至尾骶	21椎	直寸	背部腧穴根据脊椎定穴。一般临床取穴，肩胛骨下角相当第7（胸）椎，髂嵴相当第16椎（第4腰椎棘突）
	两肩胛骨脊柱缘之间	6寸	横寸	
上肢部	腋前纹头（腋前皱襞）至肘横纹	9寸	直寸	用于手三阴、手三阳经的骨度分寸
	肘横纹至腕横纹	12寸		
侧胸部	腋以下至季胁	12寸	直寸	"季胁"指第11肋端下方
侧腹部	季胁以下至髀枢	9寸	直寸	"髀枢"指股骨大转子高点
下肢部	横骨上廉至内辅骨上廉（股骨内髁上缘）	18寸	直寸	用于足三阴经的骨度分寸
	内辅骨下廉（胫骨内髁下缘）至内踝高点	13寸		
	髀枢至膝中	19寸		
	臀横纹至膝中	14寸	直寸	用于足三阳经的骨度分寸；前面相当犊鼻穴，后面相当委中穴；臀横纹至膝中，作14寸折量
	膝中至外踝高点	16寸		
	外踝高点至足底	3寸		

第二节 抗抑郁的穴位

百会穴

醒脑开窍安神志

头为诸阳之会，百脉之宗，而百会穴则为各经脉气会聚之处。经常刺激该穴可改善脑部血液循环，增强记忆力，提高抗抑郁能力，发挥脑保护作用。

【定位】

位于头部，当前发际正中直上 5 寸，或两耳尖连线中点处。

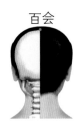

百会

【主治】

痴呆，中风，失语，瘛疭，失眠，健忘，癫狂痫，癔症；头风，头痛，眩晕，耳鸣；脱肛，阴挺，胃下垂，肾下垂。

【功效】

醒脑开窍，安神定志，升阳举陷。

【日常保健】

按摩：用手掌或拇指按摩头顶中央的百会穴，每次按顺时针方向和逆时针方向各按摩 50 圈，每日 2~3 次。坚持按摩，可提神醒脑，有效缓解抑郁症状。

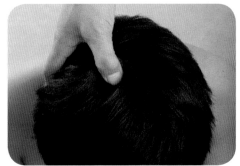

艾灸：艾条温和灸，每次灸 10~15 分钟，可改善抑郁所致的头昏头痛、失眠、阳气不足、神经衰弱等。

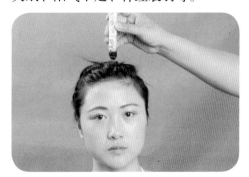

【配伍】

百会 + 太冲 + 曲池

三穴配伍，有疏肝解郁、泻火除烦的作用，可缓解失眠、胸闷、口干舌燥等病症。

百会 + 太阳 + 丰隆

三穴配伍，有提神醒脑、祛湿化痰的作用，可缓解头痛、眩晕、乏力等病症。

四神聪穴

促进头部血液循环

四神聪穴为头部经外奇穴，共由4个穴位组成。就像四路大神各自镇守一方，故名"四神聪"。刺激该穴，可促进头部血液循环，增加大脑供血，有疏通血脉、降低血压、消除疲劳、安神助眠的功效。

【定位】

位于头顶部，当百会前后左右各1寸，共四穴。

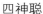
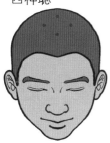

四神聪

【主治】

头痛，眩晕；失眠，健忘，癫痫；目疾。

【功效】

镇静安神，清头明目，醒脑开窍。

【日常保健】

按摩：用双手的食指、中指同时点揉四神聪穴，每穴点揉2分钟，以局部有酸胀感为佳。经常点揉四神聪穴可改善失眠、眩晕、健忘等病症。

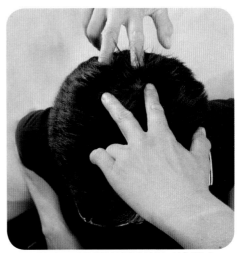

刮痧：用刮痧板刮拭四神聪穴50次，力度轻柔，隔天1次，可有效改善头痛、眩晕、失眠、健忘等病症。

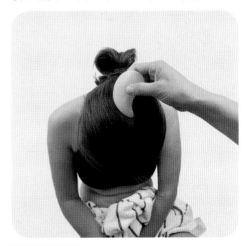

【配伍】

四神聪 + 印堂 + 内关

三穴配伍，有醒脑开窍、宁心安神的功效，可治疗抑郁、失眠、头痛等症。

四神聪 + 太阳 + 印堂

三穴配伍，有提神醒脑、通络止痛的作用，可缓解抑郁症状。

神庭穴
镇静安神又醒脑

中医认为"脑为元神之府"，而神庭穴恰好是这个府里面最中心的地方。统领和管制一切与"脑""头"相关的疾病。故刺激该穴能调节心脑血管、神经、免疫等多个系统，改善患者抑郁程度，治疗轻、中度抑郁症效果显著。

【定位】

位于头部，前发际正中直上0.5寸。

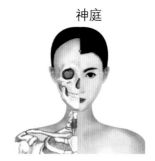

神庭

【主治】

癫狂痫，失眠，惊悸；头痛，目眩，目赤，目翳，鼻渊，鼻衄。

【功效】

清头散风，镇静安神。

【日常保健】

按摩：用拇指指腹揉按该穴1~3分钟，可治疗头痛、惊悸、失眠、记忆力减退等症。

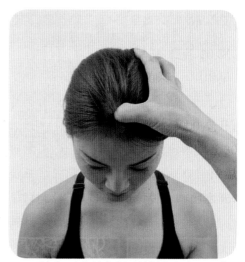

刮痧：用刮痧板刮拭神庭穴50次，力度轻柔，每天1次，可有效改善头痛、惊悸、失眠、目眩等病症。

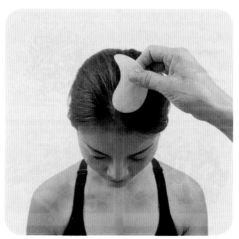

【配伍】

神庭＋兑端＋百会＋承浆

四穴配伍，具有醒脑开窍、调和阴阳的功效，主治癫痫呕沫、头痛、惊悸等病症。

神庭＋心俞＋太溪＋安眠

四穴配伍，具有益心安神的功效，主治失眠、惊悸等病症。

安眠穴

·—·⑤·镇静安神睡得香

安眠穴属经外奇穴，位于手少阳三焦经与足少阳胆经之间，能清降少阳火热，保护心神不受扰，故而使得神藏而安眠。

【定位】

位于耳后，在翳风与风池穴连线的中点。

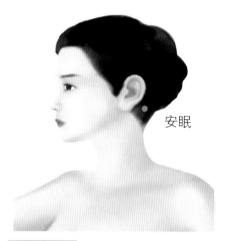

安眠

【主治】

失眠，眩晕，头痛，心悸，精神病。

【功效】

镇静安神。

【日常保健】

按摩：用双手拇指点揉安眠穴3~5分钟，以出现酸胀感为佳，可治疗失眠、头痛、眩晕等病症。

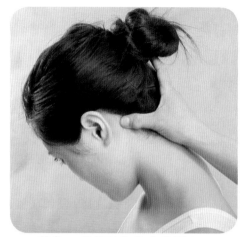

艾灸：艾条温和灸灸安眠穴15~20分钟，每天1次，可治疗头痛、心悸、失眠等病症。

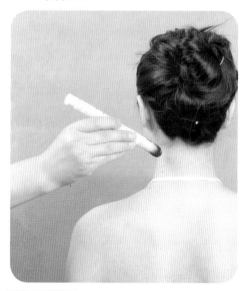

【配伍】

安眠 + 神门 + 三阴交

三穴配伍，具有安神的功效，主治失眠。

安眠 + 四神聪 + 风池 + 太阳

四穴配伍，具有镇静宁神、平肝息风的功效，主治头痛、眩晕。

攒竹穴

止痉通络散风热

　　攒竹穴属足太阳膀胱经，是三交神经第一个分支，刺激该穴位，可直接刺激脑干，促进血清素分泌，改善忧郁症状。

【定位】

　　位于面部，眉头凹陷中，额切迹处。

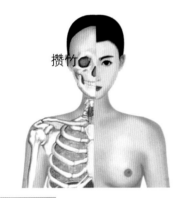

攒竹

【主治】

　　头痛，眉棱骨痛；眼睑瞤动，眼睑下垂，口眼㖞斜，目视不明，流泪，目赤肿痛；呃逆。

【功效】

　　清热散风，活络明目。

【日常保健】

　　按摩：用两拇指指腹自眉心起，交替向上直推至前发际，推30~50次，能使精神振奋、心情愉悦。

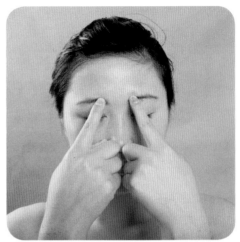

　　刮痧：轻闭双眼，取刮痧板呈45°角从眉头刮至眉尾，1~3分钟。每天1次，可改善头痛、眼疾。

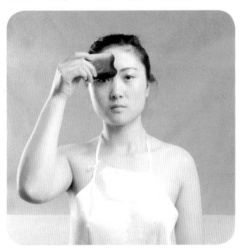

【配伍】

　　攒竹＋尺泽＋阳溪＋间使

　　四穴配伍，具有散风清热、益心气、宁神志的功效，治心邪癫狂、抑郁等症。

　　攒竹＋风池＋合谷穴

　　三穴配伍，具有祛风、清热、镇痛的功效，治疗目赤肿痛、流泪等症。

内关穴
宁心安神少抑郁

内关穴属手厥阴心包经，为心包经之络穴，亦为八脉交会穴之一，与阴维脉相通。该穴是全身强壮要穴，能调和脏腑阴阳气血、疏通经脉，刺激该穴，对情志不畅、失眠、心悸等有一定的效果。

【定位】

位于前臂前区，腕掌侧远端横纹上 2 寸，掌长肌腱与桡侧腕屈肌腱之间。

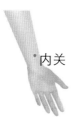

·内关

【主治】

心痛，胸闷，心动过速或过缓，胃痛，呕吐，呃逆；中风，偏瘫，眩晕，偏头痛，失眠，郁证，癫狂痫；肘臂挛痛。

【功效】

宁心安神，理气止痛。

【日常保健】

按摩：用拇指指腹揉按内关穴100~200 次，力度适中，手法连贯，以局部有酸胀感为宜。每日坚持，能够缓解眩晕、胸闷、抑郁、心痛、失眠等。

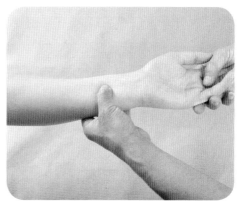

艾灸：艾炷灸或温针灸 3~5 壮，艾条灸 10~15 分钟，每日灸 1 次。治疗心痛、痛经、郁证、癫狂痫等。

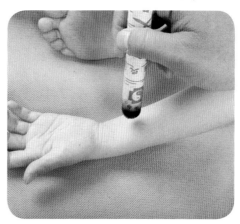

【配伍】

内关 + 足三里 + 三阴交

三穴配伍，具有健脾和胃、行气宽胸的功效，主治恶心欲呕、腹胀纳差、焦虑、胸闷汗出等症。

内关 + 神门 + 心俞

三穴配伍，具有清心安神、理气通络的功效，主治胸闷恶心、烦躁、盗汗、心悸、失眠、健忘等症。

神门穴

❖ 调理气血安心神

神门穴属手少阴心经，是心经的原穴，刺激该穴有宁心安神、提神醒脑、愉悦心情等功效，常用于改善失眠、健忘、心悸、心烦等与神志相关的疾病。

【定位】

位于腕部，腕掌侧横纹尺侧端，尺侧腕屈肌腱的桡侧凹陷处。

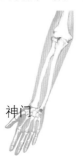

神门

【主治】

心病，心烦，惊悸，怔忡，健忘，失眠，癫狂痫；胸胁痛。

【功效】

调理气血，安神定志。

【日常保健】

按摩：一手拇指掐住神门穴大约30秒，然后松开5秒，反复操作，直到出现酸、麻、胀感觉为止，左右手交替进行。能防治前臂麻木、失眠、健忘等病症。

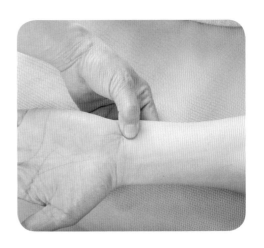

艾灸：艾条温和灸灸神门穴，每日灸1次，每次灸5~15分钟。可缓解健忘、失眠、癫狂等症状。

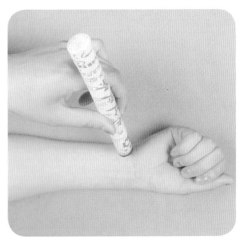

【配伍】

神门＋内关＋肝俞

三穴配伍，具有疏肝理气、清心安神的功效，主治肝气郁结导致的心悸、抑郁、胸痛、失眠等症。

神门＋三阴交＋照海

三穴配伍，具有滋补肝肾、清心安神的功效，主治心肾不交导致的胸闷、眩晕、抑郁、失眠等症。

间使穴
清心安神解抑郁

间使穴别名鬼路，为手厥阴心包经五输穴之经穴，《医宗金鉴》谓"如鬼神使其间"，由此可见用间使穴治疗神智病古已有之。经常刺激该穴有益心气、宁神志、解抑郁的功效，能有效地缓解心情抑郁的状况。

【定位】

位于前臂前区，腕掌侧远端横纹上3寸，掌长肌腱与桡侧腕屈肌腱之间。

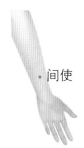

·间使

【主治】

心痛，心悸；胃痛，呕吐；热病，疟疾；癫狂痫；腋肿，肘挛，臂痛。

【功效】

宽胸和胃，清心安神，截疟。

【日常保健】

按摩：用拇指指腹按压间使穴，每次5分钟，每日2次，可治疗胃痛、心痛、心悸、癫狂痫等症。

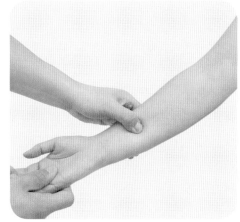

艾灸：艾条温和灸5~10分钟，艾炷灸3~5壮。可治疗心痛、心悸等症。

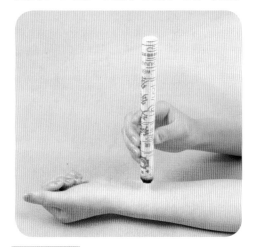

【配伍】

间使+人中

二穴配伍，有开窍醒神、解郁排忧的功效，使得肝、心、脾、肾各脏腑恢复正常生理功能，则脑自宁、神自安。

间使+心俞

二穴配伍，有益心气、宁神志的作用，主治心悸、心痛。

人中穴

开窍醒神解肝郁

人中穴为手、足阳明经与督脉的交会穴，属督脉，督脉"抵于风府，入属于脑"，故督脉诸穴均可调节脑部的气血运行以治疗神智病。由于足厥阴肝经在循行上环绕口唇，故刺激该穴可以疏肝解郁、调节情绪，对抑郁症具有较好的疗效。

【定位】

位于面部，人中沟的上 1/3 与中 1/3 交点处。

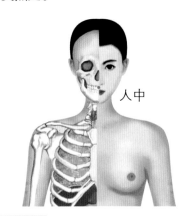

人中

【主治】

昏迷，晕厥，中风，中暑，休克，呼吸衰竭，此穴为急救要穴之一；癔症，癫狂痫，急慢惊风；鼻塞，鼻衄，面肿，口㖞，齿痛，牙关紧闭；闪挫腰痛。

【功效】

醒神开窍，清热息风。

【日常保健】

按摩：用拇指尖掐按人中穴 20~40 次，每次连续 0.5~1 秒为佳。可治疗人事不省、癔症、癫狂痫等。

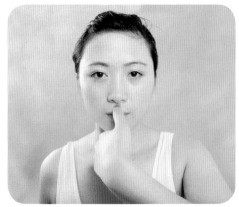

刮痧：用刮痧板棱角轻刮人中穴 30~50 次，可治疗癔症、抑郁、鼻塞、口㖞等。

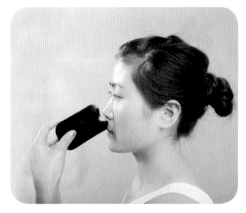

【配伍】

人中 + 间使 + 太冲

三穴配伍，具有开窍醒脑、行气解郁的功效，主治肝郁气滞型抑郁症。

人中 + 阳陵泉 + 丰隆 + 三阴交

四穴配伍，具有醒神解郁、清热化痰的功效，主治肝郁痰热型抑郁症。

大陵穴

宽胸和胃宁心神

大陵穴是手厥阴心包经的输穴和原穴，属孙真人十三鬼穴之一，其治疗精神神志疾病的临床疗效早已被几千年来的中医实践所证明。可宁心安神、和营通络的大陵穴，常用于治疗失眠、抑郁、心悸、惊悸、癫狂、喜笑悲恐等症。

【定位】

位于腕掌横纹的中点处，当掌长肌腱与桡侧腕屈肌腱之间。

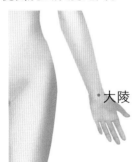

·大陵

【主治】

心痛，心悸，胸胁满痛；胃痛，呕吐，口臭；喜笑悲恐，癫狂痫；臂、手挛痛。

【功效】

宁心安神，和营通络，宽胸和胃。

【日常保健】

按摩：用拇指指腹按压大陵穴，力度稍微重些，每次5分钟，每日2次。可治疗口臭、心痛、心悸、喜笑悲恐。

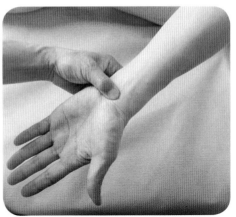

艾灸：艾条温和灸灸大陵穴15~20分钟，每日灸1次，灸至皮肤产生红晕为止，可治疗惊悸、癫狂。

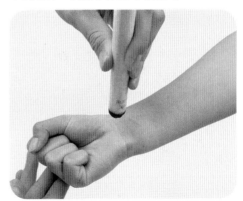

【配伍】

大陵 + 劳宫

二穴配伍，有开窍醒神、补气养心、养血安神的功效，可治疗心绞痛、失眠头痛。

大陵 + 水沟 + 间使 + 心俞 + 丰隆

五穴配伍，有醒神补脑、理气宁心、清热化痰的功效，可用于治疗癫狂痫、惊悸。

劳宫穴

清心安神治失眠

劳宫穴属手厥阴心包经穴，为心包经之荥穴，刺激劳宫穴，可清心热、泻肝火、祛风通络，对心情抑郁、失眠烦躁、胸闷心悸等有良好的效果。

【定位】

位于掌区，横平第 3 掌指关节近端，第 2、第 3 掌骨之间偏于第 3 掌骨。

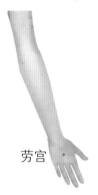

劳宫

【主治】

中风，昏迷，中暑，心痛，烦闷，癫狂痫；口疮，口臭；鹅掌风。

【功效】

提神醒脑，清心安神。

【日常保健】

按摩：采用按压、揉擦等方法，左右手交叉进行，每穴各操作 10 分钟，每日 2~3 次，可治疗失眠、神经衰弱等症。

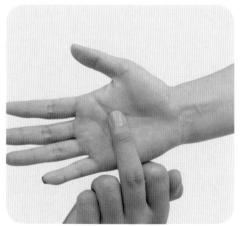

艾灸：艾条温和灸灸 10~15 分钟，每日灸 1 次。治疗烦闷、心痛、癫狂痫等。

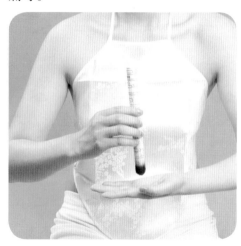

【配伍】

劳宫 + 章门 + 肝俞

三穴配伍，具有清肝理气、通络安神的功效，主治肝郁气滞导致的纳差、胸闷、焦虑、抑郁、失眠等症。

劳宫 + 神门 + 涌泉

三穴配伍，具有清热通络、宁心安神的功效，主治心肾不交导致的胸闷、心悸、盗汗、失眠等症。

膻中穴

宽胸理气又解郁

膻中穴是心包经募穴，又是任脉、足太阴、足少阴、手太阳、手少阳经的交会穴。《黄帝内经》中提到："膻中者，臣使之官，喜乐出焉。"意思是说膻中穴是心包经的令官，如果出现胸闷、心郁的情况，刺激该穴可以驱散心中的郁闷之气，让心情变得愉悦。

【定位】

位于胸部，前正中线上，两乳头连线的中点。

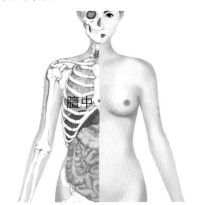

膻中

【主治】

咳嗽，气喘，胸闷，心痛，噎膈，呃逆；产后乳少，乳痈，乳癖。

【功效】

利上焦，宽胸膈，降气通络。

【日常保健】

按摩：用拇指或中指自下而上推膻中穴约 2~5 分钟，以局部出现酸、麻、胀感觉为佳。长期坚持，可改善抑郁、胸闷、心悸等症状。

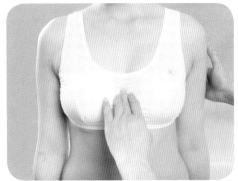

艾灸：用艾条温和灸法灸膻中穴 5~10 分钟，每日 1 次，可改善抑郁、心悸、胸闷等症状。

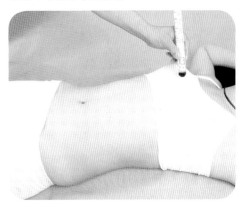

【配伍】

膻中 + 内关 + 三阴交

三穴配伍，有除烦解郁、宁心安神的作用，可缓解抑郁、气促、心慌、胸闷、失眠等病症。

膻中 + 中脘

二穴配伍，有宽胸理气、解郁化滞的作用，可缓解抑郁、胸闷、饮食不佳等病症。

心俞穴

❀理气宁心睡得安

心俞属足太阳膀胱经，为心的背俞穴，与心脏联系密切，善于散发心室之热。心脏功能的强弱和血液循环的盛衰，直接影响全身的营养状况。刺激该穴可治疗胸闷心悸、心烦失眠、健忘、焦虑及神志病证。

【定位】

位于背部，当第5胸椎棘突下，旁开1.5寸。

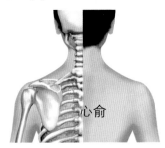

【主治】

心痛，惊悸，失眠，健忘，癫痫；咳嗽，咯血；盗汗，遗精。

【功效】

理气宁心。

【日常保健】

按摩：用双手拇指置于心俞穴进行揉法，以顺时针为主，反复3~5分钟后，再揉另一侧。力度要轻柔，不可太重。每日坚持，能够治疗心脾两虚型失眠。

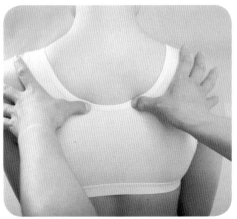

艾灸：艾炷灸或温针灸5~7壮；艾条灸10~15分钟。可治疗胸痛、心悸、失眠、健忘等病症。

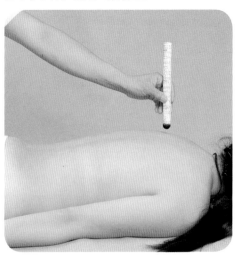

【配伍】

心俞+劳宫+三阴交

三穴配伍，具有滋阴清热、通络安神的功效，主治心悸、烦躁焦虑、胸闷、盗汗等症。

心俞+内关+神门

三穴配伍，具有宁心安神、理气宽胸的功效，主治心悸、抑郁、失眠等症。

肝俞穴

疏肝理气缓焦虑

肝俞穴属于足太阳膀胱经，肝之背俞穴，刺激该穴有养肝血、疏肝郁的功效，是治疗肝胆疾患、抑郁头痛等情志不畅及视物模糊、夜盲等目系疾患的要穴。

【定位】

位于背部，当第 9 胸椎棘突下，旁开 1.5 寸。

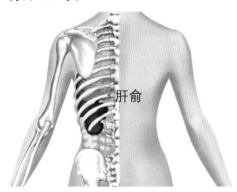

肝俞

【主治】

胁痛，黄疸；目赤，目视不明，目眩，夜盲，迎风流泪；癫狂痫；脊背痛。

【功效】

疏肝养血，养肝明目。

【日常保健】

按摩：用拇指指腹按揉肝俞穴100~200 次，每日坚持，能够治疗头晕目眩、失眠多梦。

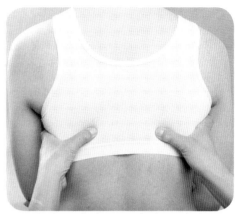

艾灸：艾条温和灸灸肝俞穴 3~5分钟，每日灸 1 次。可清肝明目，治疗经行头痛、腰背痛、眼疾等病症。

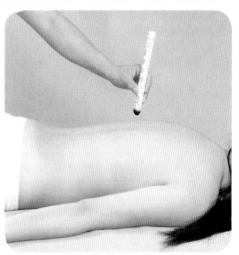

【配伍】

肝俞 + 三阴交 + 照海

三穴配伍，具有滋补肝肾、清肝解郁的功效，主治眩晕、神经衰弱、目赤痛、抑郁、癫狂等症。

肝俞 + 章门 + 足三里

三穴配伍，具有疏肝健脾、理气止痛的功效，主治胃痛、烦躁焦虑、失眠纳差、胁痛等症。

丰隆穴

健脾化痰又醒神

丰隆穴属足阳明胃经，为胃经之络穴，有疏通脾、胃表里二经的气血阻滞，促进水液代谢的作用。刺激丰隆穴能改善脾脏功能，调理人体的津液输布，使水有所化，痰无所聚，对痰湿内阻所致的抑郁症状尤其有效。

【定位】

位于小腿外侧，外踝尖上8寸，胫骨前肌外缘，条口外侧1横指处。

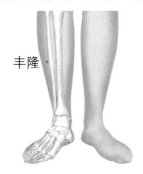

丰隆

【主治】

头痛，眩晕；癫狂；咳嗽，痰多；下肢痿痹；腹胀，便秘。

【功效】

健脾化痰，和胃降逆，开窍醒神。

【日常保健】

按摩：用手指指腹点按丰隆穴3~5分钟，力度适中，手法连贯，至局部有酸胀感即可。长期按摩，可治疗痰多、胸闷、眩晕等病症。

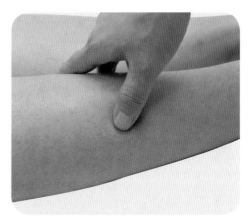

艾灸：宜采用温和灸。每日灸1次，每次灸15分钟，灸至皮肤产生红晕为止。具有化痰湿、清神志的功效。

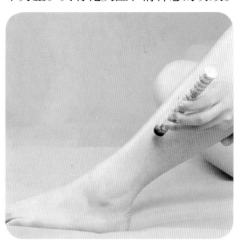

【配伍】

丰隆+脾俞+三焦俞

三穴配伍，有调理三焦、化痰除湿的作用，可缓解抑郁所致的恶心、小便失常、水肿等病症。

丰隆+肺俞+膻中

三穴配伍，有化痰理气的作用，可缓解抑郁所致的气喘、胸闷、心慌等病症。

太冲穴

·❀·行气解郁平肝阳

太冲穴是肝经的原穴，也是肝经上最重要的穴位，是治疗各类肝病的原穴，也是肝经上治疗各类肝病的特效穴位。有平肝潜阳、行气解郁之功，刺激该穴可疏解心胸的不适感，还可以使偏旺的肝火下降。

【定位】

位于足背侧，当第1跖骨间隙的后方凹陷处。

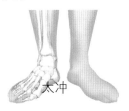

太冲

【主治】

中风，癫狂痫，小儿惊风，头痛，眩晕，耳鸣，目赤肿痛，口㖞，咽痛；月经不调，痛经，经闭，崩漏带下，难产；黄疸，胁痛，腹胀，呕逆；癃闭，遗尿；下肢痿痹，足跗肿痛。

【功效】

回阳救逆，调经止淋。

【日常保健】

按摩：用拇指指腹按揉太冲穴，每日按揉3次，每次100下，可给心脏供血，对情绪压抑，生闷气后产生的反应有疏泄作用。

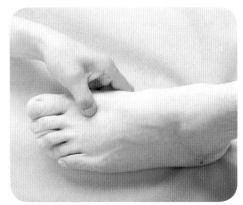

艾灸：每日温和灸灸太冲穴10~20分钟，具有调理气血、平肝息风的功效。也治疗头痛、高血压、癫狂痫证等病症。

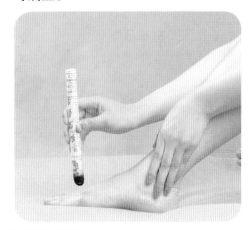

【配伍】

太冲 + 三阴交 + 血海

三穴配伍，具有疏肝行气、理血调经的功效，主治心烦易怒、头痛、眩晕等症。

太冲 + 心俞 + 肝俞

三穴配伍，具有疏肝解郁、清热行气的功效，主治高血压、失眠烦躁、焦虑抑郁等症。

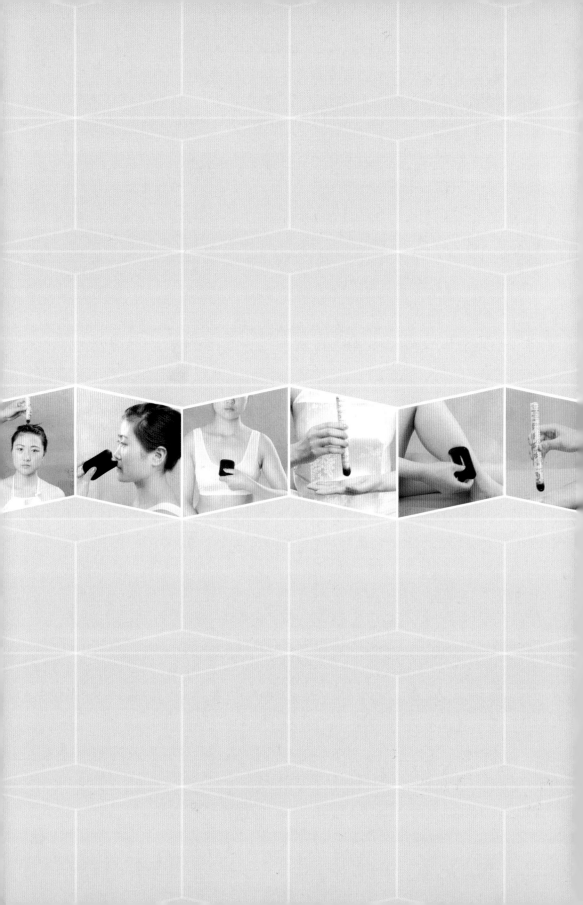

第五章

中医辨证治疗——远离抑郁，走出消沉

肝气郁结型

胸部满闷，胁肋胀痛

主要症状

精神抑郁，情绪不宁，胸部满闷，胁肋胀痛，痛无定处，脘闷嗳气，不思饮食，大便不调，女子月事不行；舌质淡红，苔薄腻，脉弦。

治疗原则

疏肝解郁，理气畅中。

推荐食材

白萝卜 芹菜 莲藕 金橘 山楂 海带 紫菜 牡蛎

推荐药材

玫瑰花 青皮 香附 佛手 香橼 陈皮 豆蔻

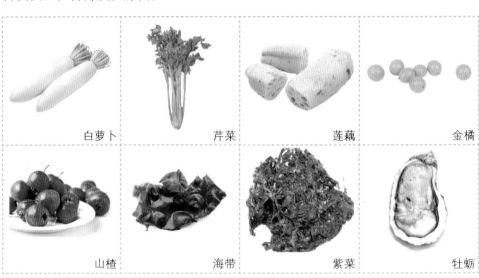

白萝卜	芹菜	莲藕	金橘
山楂	海带	紫菜	牡蛎

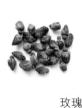
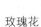

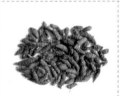

玫瑰花　　青皮　　香附　　佛手

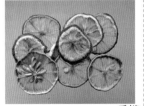
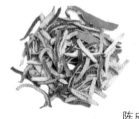
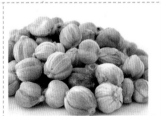

香橼　　陈皮　　豆蔻

按摩疗法

推膻中穴

【定位】位于胸部，前正中线上，两乳头连线的中点。

【按摩】用拇指或中指自下而上推膻中穴 30~50 次，以局部出现酸、麻、胀感觉为佳。

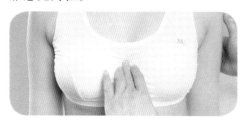

点按期门穴

【定位】位于胸部，当乳头直下，第 6 肋间隙，前正中线旁开 4 寸。

【按摩】用双手拇指指腹点按期门穴 30~50 次，以局部有酸胀感、发热为宜。

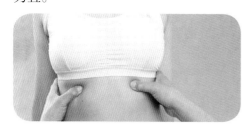

按揉中脘穴

【定位】位于上腹部，前正中线上，当脐中上 4 寸。

【按摩】用中指指腹按压中脘穴约 30 秒，然后按顺时针方向按揉约 2 分钟，以局部出现酸、麻、胀感觉为佳。

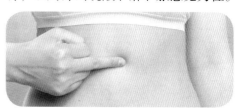

点按太冲穴

【定位】位于足背侧，当第 1 跖骨间隙的后方凹陷处。

【按摩】用拇指指腹点按太冲穴 30~50 次，以局部有酸胀感、发热为宜。

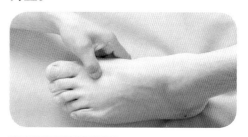

点按三阴交穴

【定位】位于小腿内侧，当足内踝尖上 3 寸，胫骨内侧缘后方。

【按摩】用拇指指腹点按三阴交穴 30~50 次，以局部有酸胀感、发热为宜。

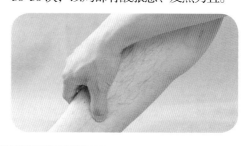

专家解析

五穴配伍，有疏肝解郁、理气和中的功效，对肝气郁结型抑郁症疗效显著。

拔罐疗法

走罐背部督脉

【定位】位于第七颈椎至骶尾部。

【拔罐】用火罐在第七颈椎至骶尾部的督脉走罐，至皮肤潮红为度。

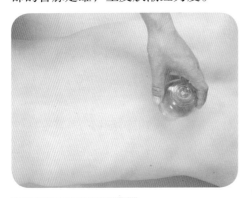

走罐背部膀胱经

【定位】位于项部和背腰部之督脉的两侧。

【拔罐】用火罐在督脉两侧膀胱经走罐，至皮肤潮红为度。

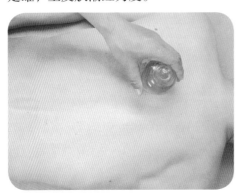

拔罐大椎穴

【定位】位于后正中线上，第7颈椎棘突下凹陷中。

【拔罐】用火罐或气罐吸拔大椎穴上，留罐10分钟，以局部皮肤泛红、充血为度。

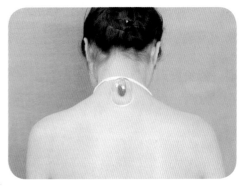

拔罐肾俞穴

【定位】位于腰部，当第2腰椎棘突下，旁开1.5寸。

【拔罐】用火罐或气罐吸拔在肾俞穴上，留罐10分钟，以皮肤充血为度。

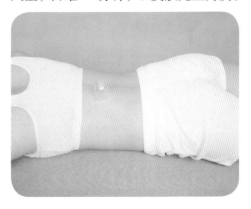

专家解析

运用走罐的方法，先吸拔从第七颈椎至骶尾部的督脉及其两侧的足太阳膀胱经循行部位，至背部皮肤潮红为度。然后将罐分别留拔于大椎及左、右肾俞穴，留罐10分钟，每周2次，6次为1疗程。

刮痧疗法

刮拭肩井穴

【定位】位于肩胛区，第7颈椎棘突与肩峰最外侧点连线的中点。

【刮痧】用面刮法从内向外刮拭肩井穴1~3分钟，力度要大，以皮肤潮红出痧为度。

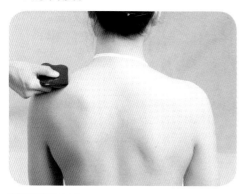

刮拭肝俞至胆俞段

【定位】肝俞位于背部，当第9胸椎棘突下，旁开1.5寸；胆俞位于背部，当第10胸椎棘突下，旁开1.5寸。

【刮痧】用面刮法从上向下刮拭肝俞至胆俞段1~3分钟，力度要大，以皮肤潮红出痧为度。

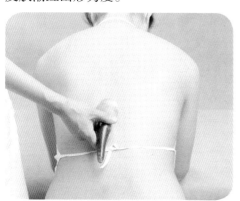

刮拭膻中穴

【定位】位于胸部，横平第4肋间隙，前正中线上。

【刮拭】用角刮法刮拭膻中穴1~3分钟，力度要大，以皮肤潮红出痧为度。

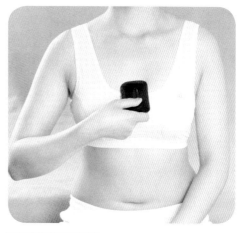

刮拭期门穴

【定位】位于胸部，当乳头直下，第6肋间隙，前正中线旁开4寸。

【刮痧】用面刮法从上向下刮拭期门穴1~3分钟，力度要大，以皮肤潮红出痧为度。

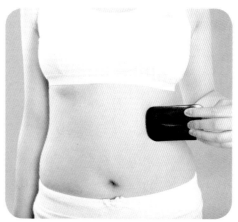

刮拭章门穴

【定位】位于侧腹部，当第 11 肋游离端的下方。

【刮痧】用面刮法从内向外刮拭章门穴 1~3 分钟，力度要大，以皮肤潮红出痧为度。

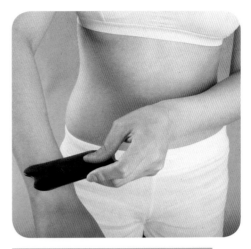

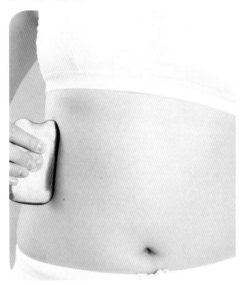

刮拭双侧阳陵泉至外丘段

【定位】阳陵泉穴位于小腿外侧，当腓骨头前下方凹陷处；外丘穴位于小腿外侧，外踝尖上 7 寸，腓骨前缘。

【刮痧】用面刮法从上向下刮拭阳陵泉至外丘段 1~3 分钟，力度要大，以皮肤潮红出痧为度。

刮拭双侧支沟至外关段

【定位】支沟穴位于前臂后区，腕背侧远端横纹上 3 寸，尺骨与桡骨间隙中点；外关穴位于前臂后区，腕背侧远端横纹上 2 寸，尺骨与桡骨间隙中点。

【刮痧】用面刮法从上向下刮拭支沟至外关段 1~3 分钟，力度要大，以皮肤潮红出痧为度。

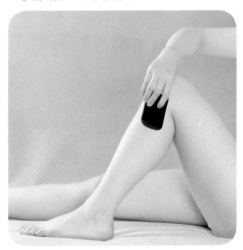

专家解析

刮痧前先涂刮痧油以保护皮肤，刮痧力度要大，用泻法，隔日 1 次。

敷贴疗法

【药物】柴胡50克，川芎、郁金、枳壳各60克，白芍40克，冰片（研磨）10克。

【制法】先将前5味药粉碎为末，过筛，加入冰片粉，调和成糊。

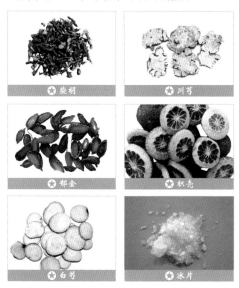

敷贴膻中穴

【定位】位于胸部，前正中线上，两乳头连线的中点。

【敷贴】取药糊10~15克敷于膻中穴上，上盖纱布，胶布固定。

敷贴肝俞穴

【定位】位于背部，当第9胸椎棘突下，旁开1.5寸。

【敷贴】取药糊10~15克敷于肝俞穴上，上盖纱布，胶布固定。

专家解析
每2日换1次，10天为1个疗程。

足浴疗法

【药物】郁金、远志、熟地黄、菟丝子、甘菊花、五味子各18克，石菖蒲、川芎各12克，地骨皮24克，薄荷叶（后入）10毫升。

【用法】上药加水2000毫升，浸泡10分钟后，煎沸20分钟，滤出药液，再加水2000毫升，煎沸20分钟，过滤去渣。将2次药液混合，再加入薄荷叶，和匀，趁热熏双脚，待温后浸洗双脚，每次20分钟。睡前熏洗，每日1次。

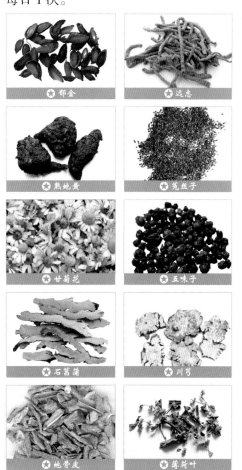

气郁化火型

急躁易怒，胸胁胀满

主要证候

急躁易怒，胸胁胀满，口苦而干，或头痛、目赤、耳鸣，或嘈杂吞酸，大便秘结；舌质红，苔黄，脉弦数。

治疗原则

疏肝解郁，清肝泻火。

推荐食材

芹菜　苦菜　羊肝　苹果　菠菜　黄瓜　莲藕　白菜

推荐药材

菊花　杏仁　山楂　玫瑰花　金银花　蒲公英　郁金　香橼

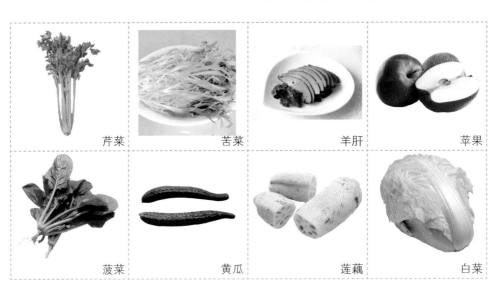

芹菜　苦菜　羊肝　苹果　菠菜　黄瓜　莲藕　白菜

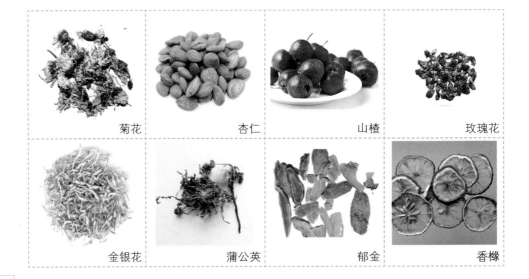

菊花　杏仁　山楂　玫瑰花　金银花　蒲公英　郁金　香橼

按摩疗法

掌振神阙穴

【定位】位于腹中部，脐中央。

【按摩】用手掌按压在患者腹部，掌心对准神阙穴，施以震动，使治疗部位产生温热感为宜。频率要求150~200次/分钟，时间5~10分钟。

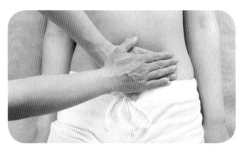

按揉胆俞穴

【定位】位于背部，当第10胸椎棘突下，旁开1.5寸。

【按摩】用双手拇指指腹按揉胆俞穴3~5分钟，以局部有酸胀感、发热为宜。

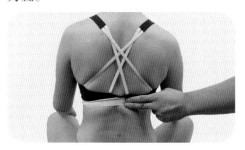

按揉三焦俞穴

【定位】位于腰部，当第1腰椎棘突下，后正中线旁开1.5寸。

【按摩】用双手拇指指腹按揉三焦俞穴3~5分钟，以局部有酸胀感、发热为宜。

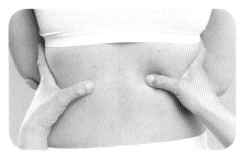

按揉阳陵泉穴

【定位】位于小腿外侧，当腓骨头前下方凹陷处。

【按摩】用拇指指腹按顺时针方向按揉阳陵泉穴约2分钟，然后按逆时针方向按揉约2分钟，以局部出现酸、麻、胀感觉为佳。

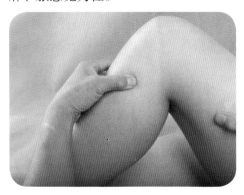

专家解析

按摩以上穴位，具有疏肝解郁、镇静的作用，尤其适合于急躁易怒、胸胁胀满的抑郁症患者。

拔罐疗法

拔罐膻中穴

【定位】位于胸部，前正中线上，两乳头连线的中点。

【拔罐】用闪火法把罐吸拔在膻中穴上，留罐10分钟。

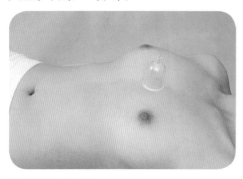

拔罐内关穴

【定位】位于前臂前区，腕掌侧远端横纹上2寸，掌长肌腱与桡侧腕屈肌腱之间。

【拔罐】用闪火法把罐拔在内关穴上，留罐10分钟。

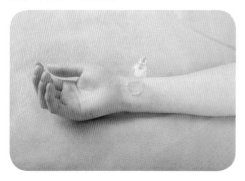

拔罐胆俞穴

【定位】位于背部，当第10胸椎棘突下，旁开1.5寸。

【拔罐】用闪火法把罐拔在胆俞穴上，留罐10分钟。

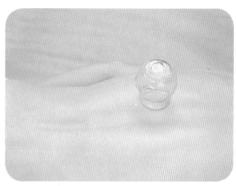

拔罐肝俞穴

【定位】位于背部，当第9胸椎棘突下，旁开1.5寸。

【拔罐】用闪火法把罐拔在肝俞穴上，留罐10分钟。

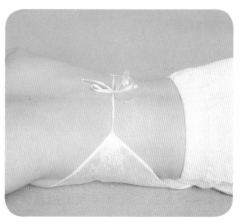

> **专家解析**
>
> 拔罐以上穴位，具有疏肝解郁、清肝泻火的作用，尤其适合于急躁易怒、胸胁胀满的抑郁症患者。

刮痧疗法

刮拭大椎穴

【定位】位于后正中线上，第 7 颈椎棘突下凹陷中。

【刮痧】以面刮法从上向下刮拭大椎穴 2~3 分钟，以出痧为度。

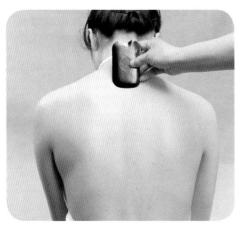

刮拭膈俞穴

【定位】位于背部，当第 7 胸椎棘突下，旁开 1.5 寸。

【刮痧】以面刮法从上向下刮拭膈俞穴 2~3 分钟，以出痧为度。

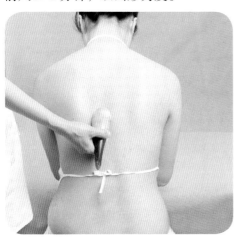

刮拭肝俞穴

【定位】位于背部，当第 9 胸椎棘突下，旁开 1.5 寸。

【刮痧】用面刮法从上而下刮拭肝俞穴 2~3 分钟，以出痧为度。

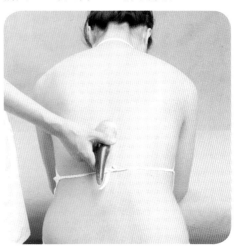

刮拭胆俞穴

【定位】位于背部，当第 10 胸椎棘突下，旁开 1.5 寸。

【刮痧】用面刮法从上而下刮拭胆俞穴 2~3 分钟，以出痧为度。

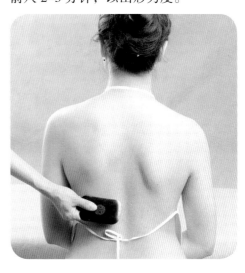

刮拭神堂穴

【定位】位于背部，第5胸椎棘突下，后正中线旁开3寸。

【刮痧】用面刮法从上而下刮拭神堂穴2~3分钟，力度由轻渐重，以出痧为度。

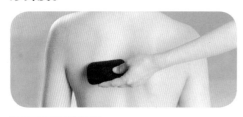

刮拭内关穴

【定位】位于前臂掌侧，当曲泽与大陵的连线上，腕横纹上2寸，掌长肌肌腱与桡侧腕屈肌肌腱之间。

【刮痧】用面刮法刮拭上肢腕部内关穴2~3分钟，力度由轻渐重，以皮肤潮红为度。

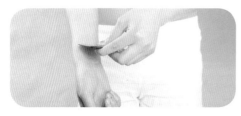

刮拭神门穴

【定位】位于腕前区，腕掌侧远端横纹尺侧端，尺侧腕屈肌肌腱的桡侧缘。

【刮痧】用角刮法从上到下刮拭神门穴2~3分钟，力度由轻渐重，以皮

肤潮红为度。

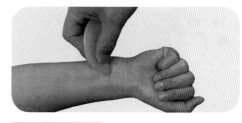

刮拭行间穴

【定位】位于足背侧，当第1、第2趾间，趾蹼缘的后方赤白肉际处。

【刮拭】用点刮法刮拭行间穴2~3分钟，以皮肤潮红为度。

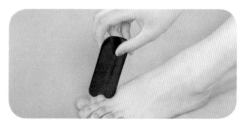

刮拭太冲穴

【定位】位于足背侧，当第1跖骨间隙的后方凹陷处。

【刮痧】用点刮法从跖趾关节向足尖方向刮拭太冲穴2~3分钟，以皮肤潮红为度。

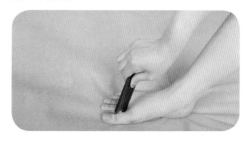

专家解析

重刮大椎、膈俞、肝俞、胆俞，即用泻法刮痧；神堂、内关、神门为补法刮痧；行间、太冲用泻法刮痧。刮痧以上穴位，皮肤潮红甚至瘀紫出痧为度。隔日1次。

敷贴疗法

【药物】吴茱萸（猪胆汁搅拌）100克，龙胆草50克，朱砂15克，明矾30克，小蓟根汁适量。

【制法】先将前4味药粉碎为末，过筛，加入小蓟根汁，调和成糊。

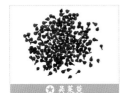
★吴茱萸

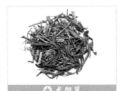
★龙胆草

★朱砂

★明矾

★小蓟

敷贴神阙穴

【定位】位于腹中部，脐中央。

【敷贴】取药糊10~15克敷于神阙穴上，上盖纱布，胶布固定。

敷贴涌泉穴

【定位】位于足底部，蜷足时足前部凹陷处，约当第2、第3趾缝纹头端与足跟连线的前1/3与后2/3交点上。

【敷贴】取药糊10~15克敷于双侧涌泉穴上，上盖纱布，胶布固定。

专家解析

每2日换1次，10天为1个疗程。

足浴疗法

【药物】牡丹皮、栀子、荆芥、胡椒、郁金花各15克，石菖蒲20克，薄荷10克，冰片3克。

【用法】先将前7味药加水2000毫升，浸泡5分钟后，煎沸10分钟，滤出药液，再加水1000毫升，煎沸10分钟，过滤去渣。将2次药液混合，再加入冰片，和匀，趁热熏双脚，待温后浸洗双脚，每次20分钟。睡前熏洗，每日1次。

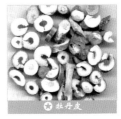
★牡丹皮

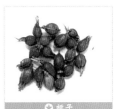
★栀子

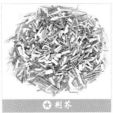
★荆芥

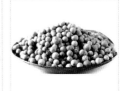
★胡椒

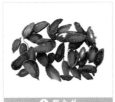
★郁金花

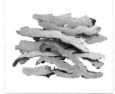
★石菖蒲

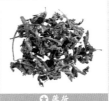
★薄荷

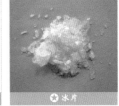
★冰片

痰气郁结型

胸部满闷，胁肋胀满

主要证候

精神抑郁，胸部满闷，胁肋胀满，咽中如有物梗塞，吞之不下，咯之不出；苔白腻，脉弦滑。

治疗法则

行气开郁，化痰散结。

推荐食材

薤白　橙子　雪梨　鸭梨　薏米　杏仁　豆腐

推荐药材

陈皮　茯苓　绿萼梅　莱菔　佛手　玫瑰花

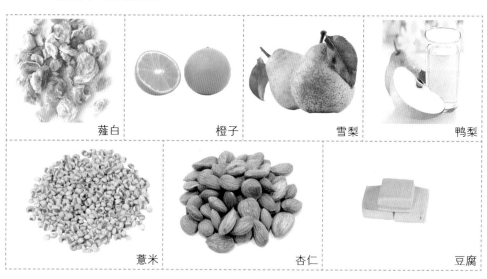

薤白　　橙子　　雪梨　　鸭梨

薏米　　杏仁　　豆腐

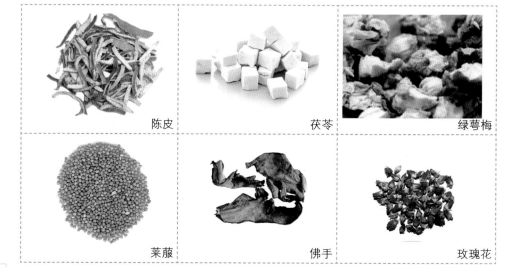

陈皮　　茯苓　　绿萼梅

莱菔　　佛手　　玫瑰花

按摩疗法

推膻中穴

【定位】位于胸部，前正中线上，两乳头连线的中点。

【按摩】用拇指或中指自下而上推膻中穴 30~50 次，以局部出现酸、麻、胀感觉为佳。

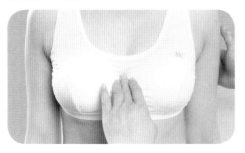

点按公孙穴

【定位】位于第 1 跖骨底的前下缘赤白肉际处。

【按摩】用拇指指腹点按公孙穴 2~3 分钟，以局部出现酸、麻、胀感觉为佳。

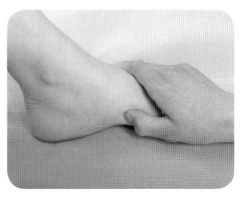

点按丰隆穴

【定位】位于小腿外侧，外踝尖上 8 寸，胫骨前肌外缘，条口外侧 1 横指处。

【按摩】用拇指指腹点按丰隆穴 2~3 分钟，以局部出现酸、麻、胀感觉为佳。

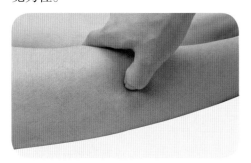

点按行间穴

【定位】位于足背侧，当第 1、第 2 趾间，趾蹼缘的后方赤白肉际处。

【按摩】用拇指点按行间穴，稍微用力，以感觉压痛为度，每次 3 分钟。

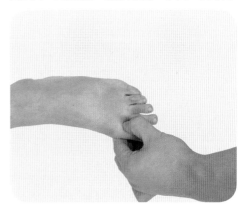

> **专家解析**
> 按摩以上穴位，有行气开郁、化痰散结的功效，尤其适合痰气郁结型抑郁症患者。

拔罐疗法

拔罐心俞穴

【定位】位于背部，当第 5 胸椎棘突下，旁开 1.5 寸。

【拔罐】用闪火法把罐吸拔在心俞穴上，留罐 10 分钟，以皮肤充血为度。

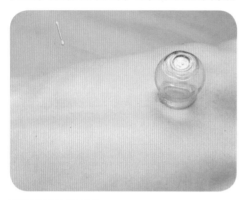

拔罐膈俞穴

【定位】位于背部，当第 7 胸椎棘突下，旁开 1.5 寸。

【拔罐】用闪火法把罐吸拔在膈俞穴上，留罐 10 分钟，以皮肤充血为度。

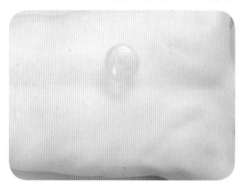

拔罐肾俞穴

【定位】位于腰部，当第 2 腰椎棘突下，旁开 1.5 寸。

【拔罐】用闪火法把罐吸拔在肾俞穴上，留罐 10 分钟，以皮肤充血为度。

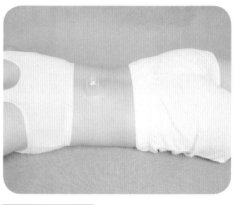

拔罐周荣穴

【定位】位于胸部，第 2 肋间隙，前正中线旁开 6 寸。

【拔罐】用闪火法把罐吸拔在周荣穴上，留罐 8 分钟，以皮肤充血为度。

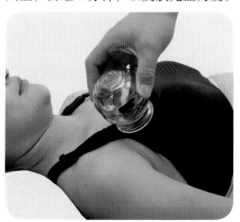

专家解析

　　每周治疗 2 次，6 次为 1 个疗程。

刮痧疗法

刮拭膻中穴

【定位】位于胸部，横平第 4 肋间隙，前正中线上。

【刮拭】用角刮法刮拭膻中穴 1~3 分钟，力度要大，以皮肤潮红出痧为度。

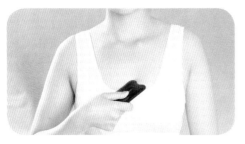

刮拭双侧内关穴至大陵穴段

【定位】内关穴位于前臂前区，腕掌侧远端横纹上 2 寸，掌长肌腱与桡侧腕屈肌腱之间；大陵穴位于腕掌横纹的中点处，当掌长肌腱与桡侧腕屈肌腱之间。

【刮拭】用面刮法刮拭双侧内关至大陵段 3~5 分钟，力度要大，以皮肤潮红出痧为度。

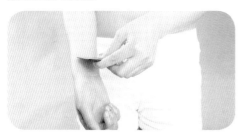

刮拭丰隆穴

【定位】位于小腿外侧，外踝尖上 8 寸，胫骨前肌外缘，条口外侧 1 横指处。

【刮拭】用面刮法从上向下刮拭丰隆穴 3~5 分钟，力度要大，以皮肤潮红出痧为度。

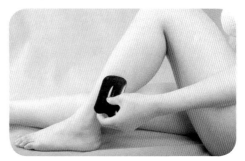

刮拭双侧心俞穴至脾俞穴段

【定位】心俞穴位于背部，当第 5 胸椎棘突下，旁开 1.5 寸；脾俞穴位于背部，当第 11 胸椎棘突下，旁开 1.5 寸。

【刮拭】用面刮法从上向下刮拭双侧心俞穴至脾俞穴段 3~5 分钟，力度要大，以皮肤潮红出痧为度。

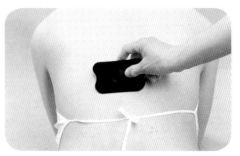

专家解析

刮痧前先涂刮痧油以保护皮肤，刮痧力度要大，用泻法，隔日 1 次。

敷贴疗法

【药物】白芥子 30 克，胆南星、白矾各 15 克，川芎、郁金各 10 克，姜汁适量。

【制法】先将前 5 味药粉碎为末，储瓶密封备用。用时加入姜汁调和成糊。

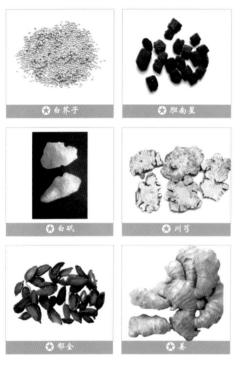

☆白芥子　　☆胆南星

☆白矾　　☆川芎

☆郁金　　☆姜

敷贴神阙穴

【定位】位于腹中部，脐中央。

【敷贴】取药糊 10~15 克敷于神阙穴上，上盖纱布，胶布固定。

专家解析

每日换药 1 次，15 天为 1 个疗程。

足浴疗法

【药物】透骨草、礞石各 20 克，艾叶、石菖蒲、远志、郁金、胆南星、茯苓、法半夏各 10 克。

【用法】先将礞石加水 2000 毫升，煎沸 30 分钟，再加入其余药物煎煮 30 分钟，过滤去渣。趁热熏双脚，待温后浸洗双脚，每次 20 分钟。睡前熏洗，每日 1 次。

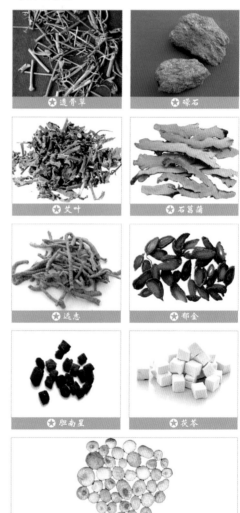

☆透骨草　　☆礞石

☆艾叶　　☆石菖蒲

☆远志　　☆郁金

☆胆南星　　☆茯苓

☆法半夏

心神失养型

心神不宁，多疑易惊

主要证候

精神恍惚，心神不宁，多疑易惊，悲忧善哭，喜怒无常，时时欠伸，或手舞足蹈，喊叫骂詈；舌质淡，脉弦。

治疗法则

甘润缓急，养心安神。

推荐食材

莲子　小麦　百合　荔枝　大枣　香蕉

推荐药材

酸枣仁　柏子仁　龙眼　甘草　熟地黄

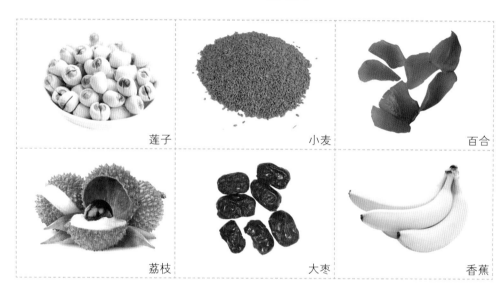

莲子　　　　小麦　　　　百合

荔枝　　　　大枣　　　　香蕉

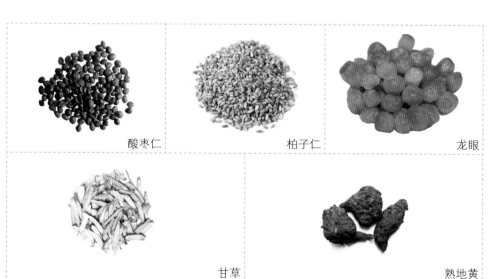

酸枣仁　　　柏子仁　　　龙眼

甘草　　　　熟地黄

按摩疗法

点按百会穴

【定位】位于头部，当前发际正中直上 5 寸，或两耳尖连线的中点处。

【按摩】用拇指或中指指腹点按百会穴 2~3 分钟，以局部有酸胀感、发热为宜。

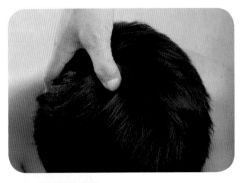

点按神庭穴

【定位】位于头部，前发际正中直上 0.5 寸。

【按摩】用拇指或中指指腹点按神庭穴 2~3 分钟，以局部有酸胀感、发热为宜。

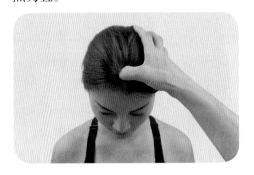

推印堂穴

【定位】位于前额部，当两眉头间连线与前正中线之交点处。

【按摩】用一指禅法推印堂穴 2~3 分钟，以局部有酸胀感、发热为宜。

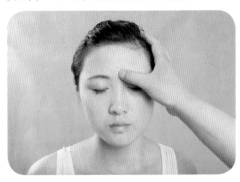

搓揉涌泉穴

【定位】位于足前部凹陷处第 2、第 3 趾趾缝纹头端与足跟连线的前 1/3 处。

【按摩】用拇指从足跟通过涌泉穴搓向足尖约 1 分钟，然后按揉约 1 分钟，左右脚交替进行，以局部出现酸、麻、胀感为佳。

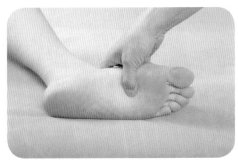

按摩以上穴位，具有养心安神的

专家解析
功效，对心神失养型抑郁症患者疗效显著。

拔罐疗法

拔罐大椎穴

【定位】位于后正中线上，第7颈椎棘突下凹陷中。

【拔罐】用闪火法把罐吸拔在大椎穴上，留罐10分钟，以局部皮肤泛红、充血为度。

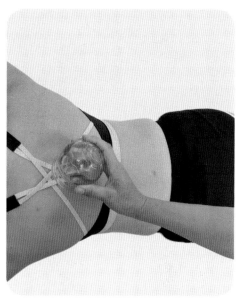

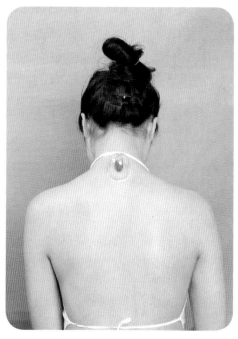

拔罐神道穴

【定位】位于后正中线上，第5胸椎棘突下凹陷中。

【拔罐】用闪火法把罐吸拔在神道穴上，留罐10分钟，以局部皮肤泛红、充血为度。

拔罐神阙穴

【定位】位于腹中部，脐中央。

【拔罐】用闪火法把罐吸拔在神阙穴上，留罐5分钟。

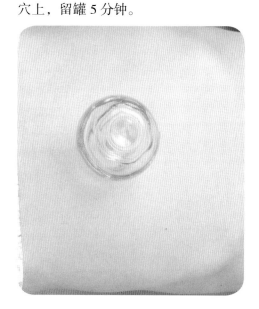

专家解析

以上穴位隔日拔罐1次，具有养心安神的功效，对心神失养型抑郁症患者疗效显著。

刮痧疗法

刮拭夹脊穴

【定位】位于脊柱区，第 1 胸椎至第 5 腰椎棘突下两侧，后正中线旁开 0.5 寸，一侧 17 穴。

【刮痧】用面刮法刮拭两侧夹脊穴，速度要慢，给予患者持久刺激，以皮肤潮红出痧为度。

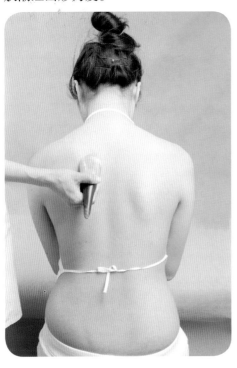

> 专家解析
>
> 　　刮痧前先涂刮痧油以保护皮肤，用补法刮痧。刮拭夹脊穴可起到镇静安神，调整神经系统功能，缓解肌肉紧张痉挛的作用，尤其适合心神失养型抑郁症患者。

敷贴疗法

【药物】牛心 1 个，党参、熟地黄、茯苓、黄芪、白术、当归、远志、酸枣仁、柏子仁、益智仁、麦冬、木鳖子、半夏各 32 克，白芍、五味子、陈皮、甘草各 15 克，黄连 12 克，肉桂 6 克，陈胆星 24 克。

【制法】先用麻油熬牛心，去渣，入余药。麻油熬，黄丹收成药膏。

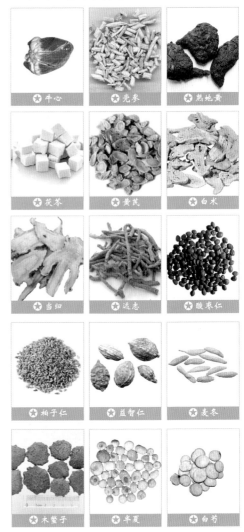

★牛心　★党参　★熟地黄
★茯苓　★黄芪　★白术
★当归　★远志　★酸枣仁
★柏子仁　★益智仁　★麦冬
★木鳖子　★半夏　★白芍

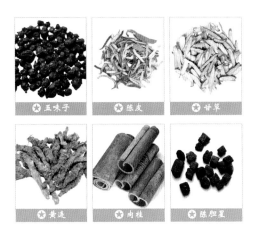

★五味子 　★陈皮 　★甘草

★黄连 　★肉桂 　★陈胆星

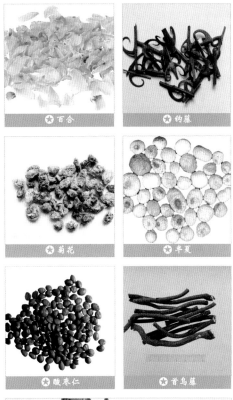

★百合 　★钩藤

★菊花 　★半夏

★酸枣仁 　★首乌藤

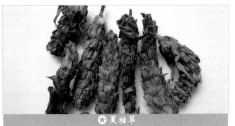

★夏枯草

敷贴神阙穴

【定位】位于腹中部，脐中央。

【敷贴】把药膏摊在直径 5 厘米的伤湿止痛膏上，敷于神阙穴处。

┌─ 专家解析 ─────┐

　　每日换药 1 次，10 天为 1
个疗程。

└────────────────┘

足浴疗法

【药物】百合、钩藤、菊花、半夏各 25 克，酸枣仁、首乌藤、夏枯草各 50 克。

【用法】先将上 7 味药加水 2000 毫升，浸泡 5 分钟后，煎沸 10 分钟，滤出药液，再加水 2000 毫升，煎沸 10 分钟，过滤去渣。将 2 次药液混合均匀，趁热熏双脚，待温后浸洗双脚，每次 20 分钟。睡前熏洗，每日 1 次。

心脾两虚型

多思善虑，心悸多梦

主要证候

多思善虑，心悸，多梦，面色萎黄，手足麻木，头晕，气短，自汗，腹胀，大便溏，月经不调，舌质淡嫩，舌苔白，脉细弱。

治疗法则

养心健脾，补益气血。

推荐食材

牛奶 粳米 鸡肉 草菇 葡萄 大枣

推荐药材

莲子 酸枣仁 龙眼 黄芪 当归 党参

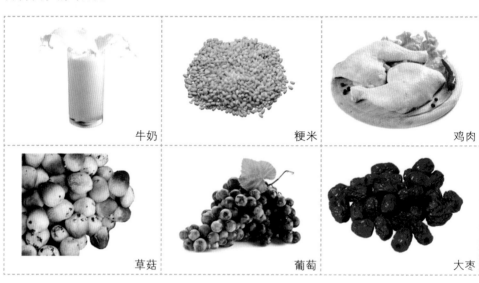

| 牛奶 | 粳米 | 鸡肉 |
| 草菇 | 葡萄 | 大枣 |

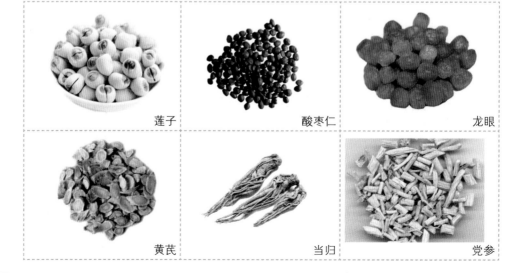

| 莲子 | 酸枣仁 | 龙眼 |
| 黄芪 | 当归 | 党参 |

按摩疗法

点按头维穴

【定位】位于头部，额角发际直上0.5寸，头正中线旁开4.5寸。

【按摩】用拇指指腹点按头维穴2~3分钟，以局部有酸胀感、发热为宜。

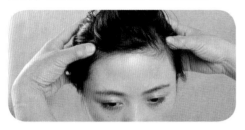

推印堂穴

【定位】位于前额部，当两眉头间连线与前正中线之交点处。

【按摩】用一指禅法推印堂穴2~3分钟，以局部有酸胀感、发热为宜。

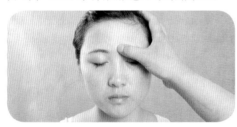

按揉中脘穴

【定位】位于上腹部，前正中线上，当脐中上4寸。

【按摩】用中指指腹按压中脘穴约30秒，然后按顺时针方向按揉约2分钟，以局部出现酸、麻、胀感觉为佳。

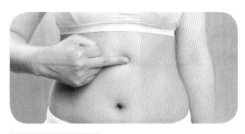

揉按神阙穴

【定位】位于腹中部，脐中央。

【按摩】用手掌按揉神阙穴2~3分钟，以局部有酸胀感、发热为宜。

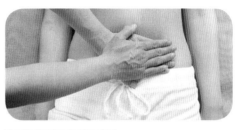

按揉三阴交穴

【定位】位于小腿内侧，当足内踝尖上3寸，胫骨内侧缘后方。

【按摩】用拇指指腹按揉三阴交穴2~3分钟，以局部有酸胀感、发热为宜。

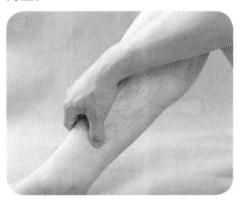

专家解析

　　按摩以上穴位，具有健脾养心、补益气血的作用，尤其适合心脾两虚型抑郁症患者。

艾灸疗法

艾灸气海穴

【定位】位于下腹部，前正中线上，当脐下 1.5 寸。

【艾灸】艾条温和灸灸气海穴 10~15 分钟，灸至皮肤红润为止。

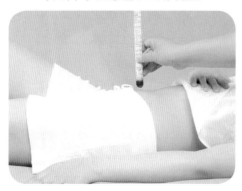

艾灸中脘穴

【定位】位于上腹部，前正中线上，当脐中上 4 寸。

【艾灸】艾条温和灸灸中脘穴 10~15 分钟，灸至皮肤红润为止。

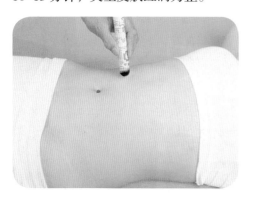

艾灸神阙穴

【定位】位于腹中部，脐中央。

【艾灸】艾条温和灸灸神阙穴 10~15 分钟，灸至皮肤红润为止，每日 1 次。

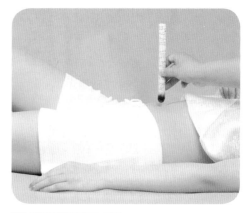

艾灸足三里穴

【定位】位于小腿前外侧，当犊鼻下 3 寸，距胫骨前缘 1 横指（中指）。

【艾灸】艾条温和灸灸足三里穴 10~15 分钟，灸至皮肤红润为止。

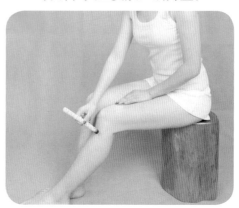

专家解析

每日灸 1 次，5~7 次为 1 疗程。艾灸的温热效应对抑郁症患者有良好的补益作用，能提高免疫力，增强抗病能力，并能产生兴奋作用。

拔罐疗法

拔罐心俞穴

【定位】位于背部，当第5胸椎棘突下，旁开1.5寸。

【拔罐】用闪火法把罐吸拔在心俞穴上，留罐10分钟，以皮肤充血为度。

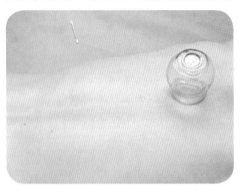

拔罐脾俞穴

【定位】位于背部，当第11胸椎棘突下，旁开1.5寸。

【拔罐】用闪火法把罐吸拔在脾俞穴上，留罐10分钟，以皮肤充血为度。

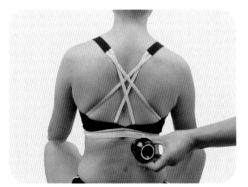

拔罐三阴交穴

【定位】位于小腿内侧，当足内踝尖上3寸，胫骨内侧缘后方。

【拔罐】用闪火法把罐吸拔在三阴交穴上，留罐10分钟，以局部皮肤泛红、充血为度。

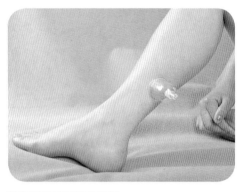

拔罐足三里穴

【定位】位于小腿前外侧，当犊鼻下3寸，距胫骨前缘1横指（中指）。

【拔罐】用闪火法把罐吸拔在足三里穴上，留罐10分钟，以局部皮肤泛红、充血为度。

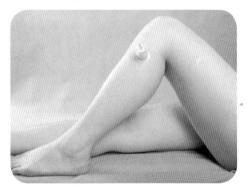

专家解析

先拔一侧穴位，第二天再拔另一侧穴位，每天1次，两侧穴位交替进行。10天为1个疗程。

刮痧疗法

刮拭心俞穴

【定位】位于背部，当第5胸椎棘突下，旁开1.5寸。

【刮痧】以面刮法刮拭心俞穴3~5分钟，以皮肤出痧为度。

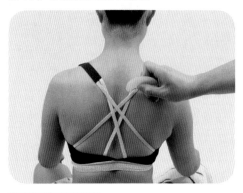

刮拭脾俞穴

【定位】位于背部，当第11胸椎棘突下，旁开1.5寸。

【刮痧】以面刮法刮拭脾俞穴3~5分钟，以皮肤出痧为度。

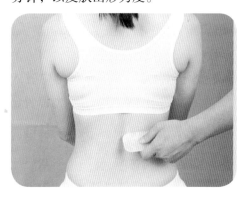

刮拭中脘穴

【定位】位于上腹部，前正中线上，当脐中上4寸。

【刮痧】用面刮法刮拭腹部中脘穴3~5分钟，以皮肤出痧为度。

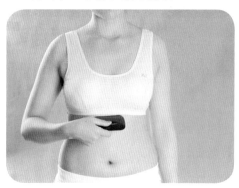

刮拭足三里穴

【定位】位于小腿前外侧，当犊鼻下3寸，距胫骨前缘1横指（中指）。

【刮痧】用面刮法从上向下刮拭足三里穴3~5分钟，以局部皮肤潮红出痧为度。

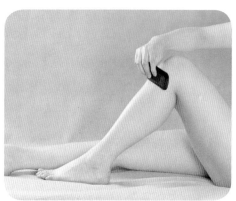

专家解析

刮痧前先涂刮痧油以保护皮肤，用补法刮痧，力度要轻，速度要慢，给予舒缓刺激。

敷贴疗法

【药物】白术 20 克，酸枣仁 15 克，木香 10 克，磁石 12 克。

【制法】上药烘干研成极细粉，储瓶备用。

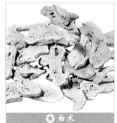
★ 白术

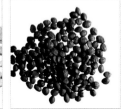
★ 酸枣仁

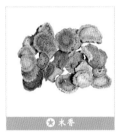
★ 木香

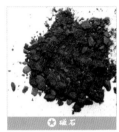
★ 磁石

敷贴神阙穴

【定位】位于腹中部，脐中央。

【敷贴】每次取适量药粉，填敷于神阙穴处，外盖脱脂棉球，用伤湿止痛膏固定。

专家解析
3~5 天换药 1 次。

足浴疗法

【药物】人参、茉莉花、煅龙骨、煅牡蛎各 20 克，薄荷 6 克，大茴香、酸枣仁、洋甘菊各 10 克。

【用法】先将上 8 味药加水 2000 毫升，浸泡 10 分钟后，煎沸 45 分钟，滤出药液，再加水 2000 毫升，煎沸 30 分钟，过滤去渣。将 2 次药液混合均匀，趁热熏双脚，待温后浸洗双脚，每次 20 分钟。睡前熏洗，每日 1 次。

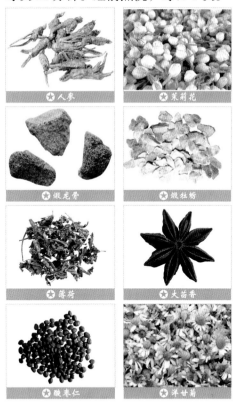

★ 人参　★ 茉莉花
★ 煅龙骨　★ 煅牡蛎
★ 薄荷　★ 大茴香
★ 酸枣仁　★ 洋甘菊

心肾阴虚型

虚烦少寐，心悸头晕

主要证候

虚烦少寐，惊悸，健忘，多梦，头晕耳鸣，五心烦热，腰膝酸软，盗汗，口咽干燥，男子遗精，女子月经不调；舌红，少苔或无苔，脉细数。

治疗法则

滋养心肾。

推荐食材

鸡肉　芝麻　紫菜　香菇　甲鱼　粳米

推荐药材

枸杞子　莲子　决明子　杜仲　天冬　麦冬　五味子

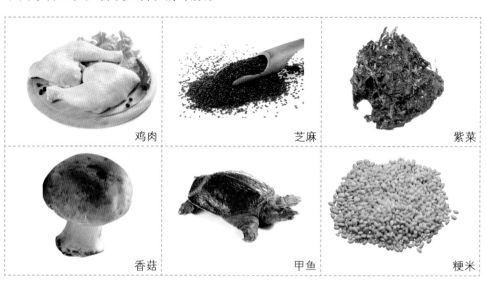

鸡肉　芝麻　紫菜

香菇　甲鱼　粳米

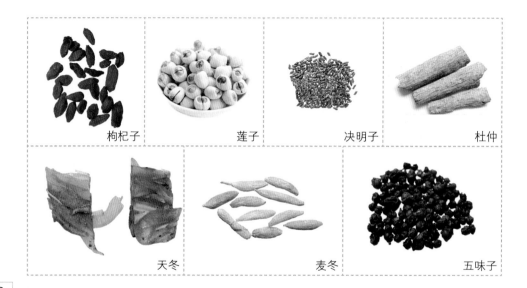

枸杞子　莲子　决明子　杜仲

天冬　麦冬　五味子

按摩疗法

推印堂穴

【定位】位于前额部，当两眉头间连线与前正中线之交点处。

【按摩】用一指禅法推印堂穴 2~3 分钟，以局部有酸胀感、发热为宜。

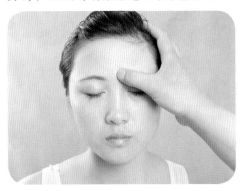

点揉安眠穴

【定位】位于耳后，在翳风与风池穴连线的中点。

【按摩】用双手拇指点揉安眠穴 3~5 分钟，以出现酸胀感为佳。

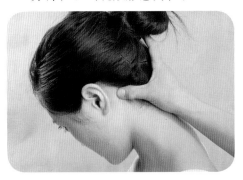

点压太溪穴

【定位】位于足内侧，内踝后方与脚跟骨筋腱之间的凹陷处。

【按摩】用拇指点压太溪穴 30 秒，随即沿顺时针方向按揉约 1 分钟，然后沿逆时针方向按揉约 1 分钟，以局部出现酸、麻、胀感觉为佳。

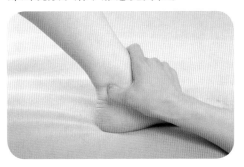

搓揉涌泉穴

【定位】位于足前部凹陷处第 2、第 3 趾趾缝纹头端与足跟连线的前 1/3 处。

【按摩】用拇指从足跟通过涌泉穴搓向足尖约 2 分钟，然后按揉约 3 分钟，左右脚交替进行，以局部出现酸、麻、胀感为佳。

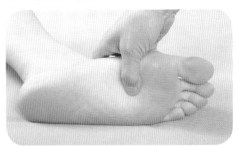

按摩以上穴位，具有滋阴养血、

┌─ 专家解析 ─────────────────────────
补心安神的作用，对心肾阴虚型抑郁症患者具有显著的疗效。
└──────────────────────────────────

拔罐疗法

拔罐内关穴

【定位】位于前臂前区，腕掌侧远端横纹上2寸，掌长肌腱与桡侧腕屈肌腱之间。

【拔罐】先用三棱针点刺内关穴，然后用闪火法把罐拔在内关穴上，留罐5分钟。

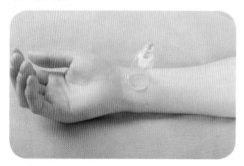

拔罐三阴交穴

【定位】位于小腿内侧，当足内踝尖上3寸，胫骨内侧缘后方。

【拔罐】先用三棱针点刺三阴交穴，然后用闪火法把罐拔在三阴交穴上，留罐5分钟。

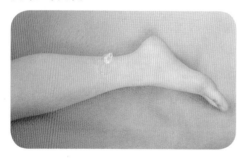

拔罐心俞穴

【定位】位于背部，当第5胸椎棘突下，旁开1.5寸。

【拔罐】用闪火法把罐吸拔在心俞穴上，留罐10分钟，以皮肤充血为度。

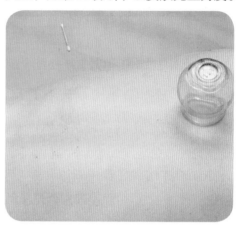

拔罐肾俞穴

【定位】位于腰部，当第2腰椎棘突下，旁开1.5寸。

【拔罐】用闪火法把罐吸拔在肾俞穴上，留罐10分钟，以皮肤充血为度。

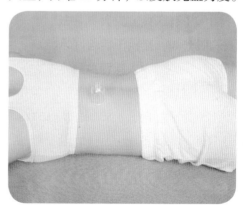

专家解析

先拔一侧穴位，第二天再拔另一侧穴位，每天1次，两侧穴位交替进行。10天为1个疗程。

刮痧疗法

刮拭心俞穴

【定位】位于背部，当第 5 胸椎棘突下，旁开 1.5 寸。

【刮痧】以面刮法刮拭心俞穴 3~5 分钟，以皮肤出痧为度。

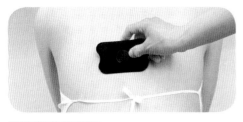

刮拭肾俞穴

【定位】位于腰部，当第 2 腰椎棘突下，旁开 1.5 寸。

【刮痧】以面刮法刮拭肾俞穴 3~5 分钟，以皮肤出痧为度。

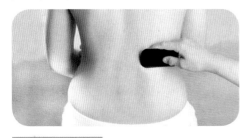

刮拭神门穴

【定位】位于腕前区，腕掌侧远端横纹尺侧端，尺侧腕屈肌腱的桡侧缘。

【刮痧】用角刮法刮拭神门穴 3~5 分钟，以皮肤潮红为度。

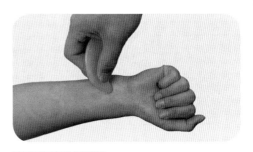

刮拭太溪穴

【定位】位于足内侧，内踝后方与脚跟骨筋腱之间的凹陷处。

【刮痧】用角刮法刮拭太溪穴 3~5 分钟，以皮肤潮红为度。

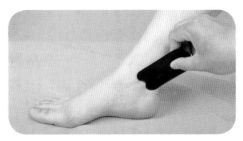

刮拭三阴交穴

【定位】位于小腿内侧，当足内踝尖上 3 寸，胫骨内侧缘后方。

【刮痧】用面刮法刮拭三阴交穴 3~5 分钟，以皮肤潮红为度。

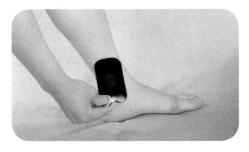

专家解析

刮痧前先涂刮痧油以保护皮肤，用补法刮痧，力度要轻，速度要慢，给予舒缓刺激。

敷贴疗法

【药物】知母 10 克，酸枣仁 20 克，沙参、麦冬各 10 克。

【制法】上药烘干研成极细粉，储瓶备用。每次用上药 1/3 量，分别摊在 2 块直径 5 厘米的伤湿止痛膏上。

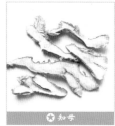
★知母

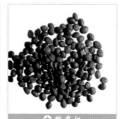
★酸枣仁

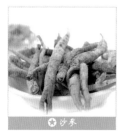
★沙参

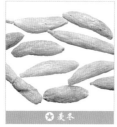
★麦冬

敷贴中脘穴

【定位】位于上腹部，前正中线上，当脐中上 4 寸。

【敷贴】1 块敷于中脘穴处，用胶布固定。

敷贴三阴交穴

【定位】位于小腿内侧，当足内踝尖上 3 寸，胫骨内侧缘后方。

【敷贴】1 块敷于三阴交穴处，用胶布固定。

> 专家解析
> 每日 1 次，连贴 10 日为 1 疗程。

足浴疗法

【药物】人参、洋甘菊各 10 克，紫河车 5 克，刺五加 30 克，白芷、石菖蒲各 20 克，芦荟 15 克。

【用法】先将上 7 味药加水 2000 毫升，浸泡 15 分钟后，煎沸 30 分钟，滤出药液，再加水 2000 毫升，煎沸 30 分钟，过滤去渣。将 2 次药液混合均匀，趁热熏双脚，待温后浸洗双脚，每次 20 分钟。睡前熏洗，每日 1 次。

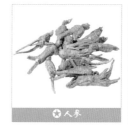
★人参

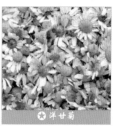
★洋甘菊

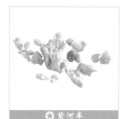
★紫河车

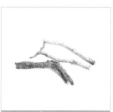
★刺五加

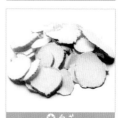
★白芷

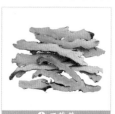
★石菖蒲

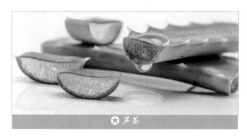
★芦荟